现代医疗设备管理与检验技术研究

夏雪 高小涛 廉佳 著

汕头大学出版社

图书在版编目（CIP）数据

现代医疗设备管理与检验技术研究 / 夏雪，高小涛，
廉佳著 . -- 汕头：汕头大学出版社，2022.8
　ISBN 978-7-5658-4783-7

　Ⅰ . ①现… Ⅱ . ①夏… ②高… ③廉… Ⅲ . ①医疗器
械－设备管理②医疗器械－检测 Ⅳ . ① R197.39 ② TH77

　中国版本图书馆 CIP 数据核字（2022）第 158528 号

现代医疗设备管理与检验技术研究

XIANDAI YILIAO SHEBEI GUANLI YU JIANYAN JISHU YANJIU

作　　者：夏　雪　高小涛　廉　佳
责任编辑：陈　莹
责任技编：黄东生
封面设计：古　利
出版发行：汕头大学出版社
　　　　　广东省汕头市大学路 243 号汕头大学校园内　邮政编码：515063
电　　话：0754-82904613
印　　刷：廊坊市海涛印刷有限公司
开　　本：710mm×1000 mm　1/16
印　　张：9
字　　数：150 千字
版　　次：2022 年 8 月第 1 版
印　　次：2023 年 1 月第 1 次印刷
定　　价：88.00 元
ISBN 978-7-5658-4783-7

前　言

随着医疗技术的发展和科学技术的进步，大量先进的医疗设备和检验技术应用于临床。医疗设备与检验技术的发展拓展了疾病诊治的深度与广度，同时，医疗设备管理的体系与检验技术的创新也在不断得到调整与细化。目前，临床需求持续增加，对医疗设备质量控制和管理、检验技术的应用创新都提出了更高、更新的要求。因此，如何在新形势下完善医疗设备的质量控制与管理方法、规范管理标准、量化管理内容、建立管理路径、培养管理团队等，提升检验技术的效率、准确度，是每一位从事医疗事业的相关人员都必须面对的问题。

本书共设置四章，第一章作为本书论述的基础与前提，分析医疗设备管理内涵与发展、医疗设备管理的理论依据、现代中药检验技术的应用进展；第二章是现代医疗设备管理的组织体系，内容涵盖院内和区域管理体系、医疗设备管理部门的要求、医疗设备管理的组织结构原则、医疗设备管理的组织和运作方式；第三章从购置管理、临床安全管理、技术保障管理、质量检测与控制管理四个方面思考现代医疗设备的管理；第四章站在实践的角度，探讨医学检验及其发展趋势、区域医疗检验的技术方案、微生物检验技术的实践教学、病毒感染免疫检验技术的运用实践、医疗器械检验机构技术培训体系构建。

本书有以下特点：

第一，全面性：内容涵盖医疗设备管理和检验技术的各个主要方面，规范制定广泛，使各项工作有据可查，有标准可依。

第二，可操作性：考虑不同等级医疗机构的差异性和需求，便于不同层次医疗设备管理部门与检验技术人员的参照执行。

第三，兼容性：标准内容不与其他标准或相关的规范性文件发生矛盾、交叉或重叠。

由于撰写时间紧迫，虽然笔者对内容严格把关，反复审校斟酌，并在局部范围内充分征求意见，但需讨论之处在所难免，希望各位读者多提宝贵意见，以便笔者进一步修改，使之更加完善。

目　录

第一章 绪论

随着社会的发展和医学水平的持续进步，社会和病人对医疗水平的要求越来越高。与此同时，随着医学大数据的广泛应用，社会及有关病人对医疗设备和检验技术的需求与日俱增，对医院而言，充分认识检验技术并运用医疗器械，是医院高效开展工作的重要方法。基于此，本章主要围绕医疗设备管理内涵与发展、医疗设备管理的理论依据、现代中药检验技术的应用进展展开论述。

第一节 医疗设备管理内涵与发展

一、医疗设备管理的内涵

医疗器械是指直接或者间接用于人体的仪器、设备、器具、体外诊断试剂及校准物、材料及其他类似或者相关的物品，包括所需要的计算机软件；其效用主要通过物理等方式获得，不是通过药理学、免疫学或者代谢的方式获得，或者虽然有这些方式参与但是只起辅助作用；其目的是疾病的诊断、预防、监护、治疗或者缓解，损伤的诊断、监护、治疗、缓解或者功能补偿，生理结构或者生理过程的检验、替代、调节或者支持，生命的支持或者维持，妊娠控制，通过对来自人体的样本进行检查为医疗或者诊断目的提供信息。

按照医疗器械的结构特征，医疗器械可以分为有源医疗器械和无源医疗器械。有源医疗器械是指所有依靠电能或其他能源而不直接由人体或重力产生的能源来发挥其功能的医疗器械；无源医疗器械是指不依靠电源也不依靠重力产生的能源来发挥其功能的医疗器械。

有源医疗器械是相对于无源医疗器械而言的，指需要使用电、气等驱动的器械，例如各类X线机、心电监护设备等。无源医疗器械本身不需要驱动源，例如心血管支架、手术刀、一次性使用注射器等。医疗设备的概念基本是和有源医疗器械重合的，但也并不是完全一致，有时医疗设备也泛指医疗器械。

医疗设备管理是指在医疗机构中，根据一定的原则、程序和方法，对医疗设备的整个生命周期加以计划、指导、维护、控制和监督，使之安全、可靠地运转。简单地讲就是指对设备选型、采购、使用、技术保障直至报废处理的全过程管理工作，包括医疗设备的选购、验收、安装、调试、使用、维修等技术方面的管理，以及医疗设备的资金来源、经费预算、投资决策、维修费用支出、财务管理、使用评价、经济效益分析等资产方面的管理。

医疗设备管理是医院管理的重要组成部分。保持医疗设备处于良好状态，提高完好率、减少故障率，保证医疗设备安全、可靠地运行，延长使用寿命，是医疗机构提高社会效益和经济效益的需要，也是医疗设备管理的目标。

二、医疗设备管理的发展

目前，人们对医疗保障的要求越来越高，这背后的原因是随着国家经济和社会水平的快速发展，人民生活水平持续提高，人口老龄化趋势更加显著，特别是随着新型农村合作医疗和城镇合作医疗的推进、医保政策的完善，人们对自身生存质量更加关注。对医疗保障的高要求，体现在对早期、快速、精确、微创等诊断与治疗设备的期望和要求越来越高。针对这种情况，医疗机构积极采用各种方式引进医疗设备，加上大型医疗设备技术更新非常快，使得医院医疗设备建设进入快速发展时期。

医疗设备的发展推动了医疗技术水平的提高。医疗设备已从过去作为疾病诊治的辅助工具逐渐演变为主要手段，发挥着举足轻重的作用。例如，超声造影、PET/CT、磁共振成像（MRI）功能成像和CT图像融合、影像引导放射治疗（IGRT）、直线加速器、精确放疗等技术的引进和应用，为临床诊治疾病带来了革命性变化。在我国疾病谱上，恶性肿瘤、心脑血管疾病等慢性疾病在病死率构成中已超过半数，这推动了肿瘤、心脑血管疾病诊治所需大型设备数量的快速增长。对于医疗机构而言，通过引进先进医疗设备，配套相关的人员培训，可以在某些领域实现快速发展。

医疗设备的发展带动了医院经济效益和社会效益的增长。目前，各医院普遍采用以高、精、尖设备带动医疗技术水平、拓展新业务、吸引患者、提高综合效益的发展模式，医疗设备的重要性越来越凸显出来。

如今，医疗设备有向智能化、远程维护与质控方向发展的趋势。智慧医疗的发展对医疗设备在智能化方面提出了新要求，要求应用物联网技术、可穿戴技术，实现便携化和智能化诊断。大型医疗设备可通过网络将设备性能参数发送至数据中心，再由技术支持人员对数据进行监控分析，可适时安排设备维护和质量控制工作。

近年来，国家相继出台了一系列医疗设备管理法规，如《医疗器械监督管理条例》《医疗卫生机构医学装备管理办法》《新型大型医用设备配置管理规定》《医疗器械使用质量监督管理办法》等一系列的医疗设备管理法规，从政策、宏观层面上规范了医疗设备的生产、经营、购（配）置与使用等管理问题。

医疗机构在医疗设备管理中面临十分严峻的考验。更新换代速度极快的医疗设备在医院的广泛应用与相对滞后的医疗设备管理和技术保障水平的矛盾日益突出：一方面是拥有先进的医疗设备，另一方面是传统的医疗设备管理模式；一方面医院在医疗设备方面资金投入不足，影响新技术、新业务的开展，另一方面某些领域的医疗设备又存在着闲置、重复购置或因失去技术支持而无法继续使用等现象。

现代医疗设备的快速发展有力地带动了医院新技术、新业务的开展，促进了医疗质量和社会效益、经济效益的提高。如何购置好、管好、用好、维护好医疗设备，如何规范、提高现代医疗设备管理、技术保障水平，建立科学规范的医疗设备管理考核评价体系、管理体制，充分发挥医疗设备的作用，已引起各级医疗卫生管理部门的重视，并出台了多类规章制度进行规范。

现代医疗设备管理是一项复杂的系统工程，其内容包括医疗设备的全过程管理、经济管理和其他管理。它涉及计划、论证、购置、安装、验收、使用、质量控制、维修技术保障、淘汰与报废等各环节技术管理；涉及资金来源、经费预算、成本核算、资源节约、效益评价等经济管理；也涉及信息管理、质量管理及标准规范化管理等内容。

针对目前的管理现状，由行业学会、协会组织相关临床专家对医院医疗设备管理体系、组织结构、管理制度、作业程序、规范标准、管理细则、考核评价体系等进行调查研究，起草相应法规、标准细则、行业技术规范，经国家卫生主管部门批准，在全国统一颁布实施的方式开始得到大众的认同。通过行业学会起草规范，并由国家颁布实施这一类方法，完善了医疗设备全程管理的法规与标准，使得医院医疗设备这一重要卫生资源的管理法制化、标准化，做到有法必依、违法必究。

综上所述，医疗设备的管理模式应从以采购、维修为中心转变至以全面质量管理为中心，推行医疗设备的精细化管理，利用信息技术，对医疗设备的全生命周期进行精确和量化管理，包括应用质量管理、技术保障、质量控制、经济效益分析、医疗设备不良事件监测等，并逐步建立覆盖全部医疗设备的质量控制体系，包含采购环节、使用环节和技术保障环节。这样才是符合当今社会现状、满足医院医疗需要、保障患者生命安全并运转良好的医疗设备管理模式。

第二节　医疗设备管理的理论依据

一、风险管理理论

风险管理是研究风险发生规律和风险控制技术的新兴管理学科，是通过风险识别、风险衡量、风险评估和风险决策管理等方式，对风险实施有效控制和妥善处理损失的管理过程，医疗机构每年要对高风险的医疗服务进行至少一次风险评估，以便对潜在风险进行管理和控制。

我国的医疗器械风险管理始于20世纪末，现在已经在医疗器械各领域得到广泛应用。国际标准化组织和国际电工委员会多次发布医疗器械风险管理的国际标准，即ISO 14971。与此对应，国家食品药品监督管理总局（CFDA）制定了YY/T 0316-2008《医疗器械风险管理对医疗器械的应用》标准。该标准要求全部医疗器械都要纳入风险管理，把风险管理控制在可接受的水平，对于指导、规范医疗器械风险管理起到了较好的推动作用，对于确保医疗器械的安全、有效使用具有积极意义。

在我国，医疗器械产品按风险被分为Ⅰ、Ⅱ、Ⅲ类进行管理，高风险类（Ⅲ

类）由国家食品药品监督管理总局集中审批监管，低风险类（Ⅰ、Ⅱ类）分别由市级、省级食品药品监督管理局审批监管。

医疗设备的风险在使用过程中是客观存在的，进行风险管理的目的是将其控制在可接受的水平。医疗设备的使用风险是由多种因素共同作用形成的，主要的原因包括：①医疗设备本身在设计原理、制造材料、生产工艺、易用性设计等方面存在不足；②使用者的误操作或者使用不当，如使用人员培训不到位，导致对设备性能和使用方法不熟悉，包括易用性设计缺陷导致的误操作；③医疗设备管理部门日常管理、预防性维护、质量控制、性能检测工作不到位，部分设备性能不达标，形成安全隐患。

医疗设备不良事件的监测和报告是医疗设备风险管理的重要内容，通过这个机制，可以保证使用者、生产商和管理当局之间得到及时沟通，以便采取纠正措施，减少不良事件重复发生的机会，从而降低医疗设备的使用风险。

二、质量控制理论

质量控制（QC）是通过监视质量形成过程，消除质量环节上所有阶段引起不合格或不满意效果的因素，以达到质量要求并获取经济效益而采用的各种质量作业技术和活动。质量控制的概念最早产生于工业制造领域，其目的在于控制产品和服务质量，包括确定控制对象、制定控制标准、编制具体的控制方法及明确所采用的检验方法等过程。

20世纪90年代末，医疗卫生系统引入ISO 9000《质量管理和质量保证系列国际标准》，应用于医疗设备的质量控制。医疗设备质量控制的目标是确保医疗设备准确、可靠、有效、安全，是医院医疗安全的基础和重要保障。

医疗设备质量控制体系主要包括：医疗设备采购质量控制、医疗设备临床应用质量控制、临床工程技术保障质量控制三大部分。整个体系是不可分割的整体，临床工程部门必须对三个部分进行分析研究，提出质量控制的解决方案。

设备采购是医疗设备质量控制体系中的重要环节，其目标是购置适合本医疗机构使用的高质量、高性价比产品。医疗设备性能参数和质量要素的多元性决定了其采购质量控制的复杂性，主要涉及临床需求、技术评估、论证、技术与商务谈判、医院准入检测等方面。这个环节的关键点有：选择合格的供应商，选择合适的购置途径，做好安装调试和验收工作。供应商的筛选可以通过网上公开招商进行，守信用、售后服务好的供应商应加入供应商名录，方便以后工作。

医疗设备临床应用质量控制环节的主要内容是制订操作规程、进行操作培训和考核及设备使用前检查。首先在设备正式投入使用前，临床工程部门和使用科室应制订好操作规程，制订的依据是医疗设备使用说明书、维修手册、国家标准和临床使用要求。医疗设备的操作人员必须经过培训和考核，才能上岗操作设备。培训和考核应由临床工程部门组织实施。设备交付临床使用前必须对设备进行用前检查，对于不同类型的医疗设备应分别制订相应的使用前检查技术规范。投入使用的设备要建立使用记录。用户应熟悉设备的基本构造、性能特点、日常维护方法及其简单故障排除方法，对于使用过程中出现的问题和不良事件做好记录。

临床工程技术保障质量控制由医院临床工程部门为主完成，伴随设备从进入医院使用到报废的全生命周期。设备技术保障的主要工作分为四个方面：计量、检测、预防性维护和维修。对于不同类别的设备应制定不同的质控策略，定期开展相关维护和检测，根据得到的数据定量进行质控评估，进一步总结提炼出设备运行维护中的规律。质控的结果经汇总后可为医院决策层掌握医院设备运行情况提供数据参考。

三、戴明循环理论

戴明循环（PDCA）是美国质量管理专家戴明博士首先提出的，它是进行全面质量管理的科学程序。"PDCA循环按照计划（Plan）、执行（Do）、检查（Check）、评估（Act）的顺序进行质量管理，一个循环达到新的水平后开始新的循环，周而复始。"①PDCA循环适用于质量管理的各个领域和全过程，其目的是改进或保持产品和服务的质量。

PDCA的四个阶段具体为：①P（Plan）：计划，包括方针和目标的确定，以及活动规划的制订。②D（Do）：执行，根据已知的信息，设计具体的方法、方案和计划布局；再根据设计和布局，进行具体运作，实现计划中的内容。③C（Check）：检查，总结执行计划的结果，分清哪些对了、哪些错了，明确效果，找出问题。④A（Act）：对总结检查的结果进行处理，对成功的经

---

① 李文源，吴汉森，陈宏文.医疗设备管理理论与实践[M].北京：北京大学医学出版社，2017：6.

验加以肯定，并予以标准化；对于失败的教训也要总结，引起重视。对于没有解决的问题，应提交给下一个PDCA循环去解决。以上四个过程不是运行一次就结束，而是周而复始地进行，一个循环结束，解决一些问题，未解决的问题进入下一个循环，这样阶梯式上升。

PDCA循环在医院等级评审中也得到了广泛应用。条款的评分方法遵循PDCA循环原理，通过质量管理计划的制订及组织实现过程实现医疗质量的持续改进：仅有制度或规章或流程，未执行（仅P或全无），评分为D（不合格）；有机制且能执行（PD），评分为C（合格）；有监管有结果（PDC），评分为B（良好）；有持续改进，成效良好（PDCA），评分为A（优秀）。

PDCA循环在医疗设备质量控制方面发挥指导作用，具体而言，可将医疗设备质控工作分为四个步骤：①制订质控计划；②实施质控计划，包括设备性能检测、设备巡检、人员培训；③分析评估质控计划的实施情况；④根据分析结果调整下一步的质控计划。

四、项目管理理论

项目是为创造独特的产品、服务或成果而进行的临时性工作，"临时性"是指任何项目都有明确的起点和终点；"独特"是指项目要创造的这个产品、服务或成果与此前其他的产品、服务或成果不同。项目管理是将知识、技能、工具与技术应用于项目活动，以满足项目的要求，它通过合理运用与整合其五大过程（启动、计划、执行、控制、结束）来实现。

项目管理的特点为：一是通过项目管理方法，统筹项目进度和资金，降低项目成本；二是通过项目管理，优化项目流程，预测项目中可能出现的问题，设计合理甚至最佳的项目路线，提高项目效果；三是通过项目管理，科学地对项目各阶段进行控制，使项目可以按期交付。

项目制约因素包括：P——技术与功能方面的质量要求；C——工作中的劳动力成本；T——项目规定的时间；S——工作的范围与规模。这些变量间的关系可以用下式表达：

$$C = f(P, T, S) \tag{1-1}$$

可以把PCTS制约因素之间的关系看作一个三角形，P、C和T是边长，S是面积。如果知道三个边长，就能计算出面积；或者，如果知道面积和两条边长，就能算出第三条边长。换言之，只要决定四个因素中的三个，第四个将由事物本身的联系决定。

随着各类医疗设备在各级医院的普及和医院管理信息化程度的提高，医院设备管理人员必须学习、应用现代项目管理理论，才能做好相关工作。

五、一体化管理理论

医疗设备一体化管理是现代西方设备管理学在医院环境中的具体应用。设备管理学是西方工业国家经过长期的实践，总结经验教训，逐步发展起来的学科。其主要研究目的是如何发挥设备的最大效用、降低设备的消耗，以获取企业最大的利润。在传统的设备管理中，设备管理割裂为技术管理和经济管理两大方面，往往片面强调技术管理，不重视经济管理。设备综合管理将技术管理和经济管理结合起来，建立综合管理体系，克服了传统管理中按专业及职能分工造成各自为政、相互脱节的弊病，使设备管理体系更加全面，更加符合现代企业管理的要求。设备综合管理的产生是设备管理方面的一次革命，目前许多国家都在积极地推广应用。

我国目前医疗设备的管理也存在技术管理和经济管理相割裂的情况，使用科室重点关注设备的技术先进性和可靠性，行政管理部门重点关注其经济管理，双方关注点的不同常常导致意见交锋。医疗设备一体化管理就是运用设备综合管理的理论和方法，致力于降低设备的采购和运行成本，提高设备使用水平，增加医院的经济效益和社会效益。医疗设备一体化管理包含以下三个层次的概念：

第一层次是对单台设备的全生命周期进行一体化管理，研究每台设备的特点和运行规律，定期对设备进行技术检测、技术评价和经济效益分析，不断完善管理方案，使设备一直处在最佳工作状态。这一层次由许多具体工作组成，是一体化管理的基础。

第二层次是将全院的医疗设备看作一个整体进行管理。研究全院设备的运行规律与管理特点，对低使用率的设备采用统管共享的管理方式，建立全院设备的应急调配机制，让设备在整体上发挥最大效用。

第三层次是设备管理要符合医院的整体发展计划。医院规划和设备规划要步调一致，协调发展。

医疗设备一体化管理的三个层次是递进关系，三个层次是不同水平的一体化管理，从简单到复杂。第一层可能只需要基层员工就可以实现，而第二、第三层则必须有管理层的积极参与才可能完成。

医疗设备一体化管理与传统的管理方式比较，管理的理念更先进，方法更科学，管理内容更全面。结合对单台设备和设备整体的经济效益分析，实时掌握设备的运行成本、经济效益和社会效益，及时调整设备的管理方法。

医疗设备一体化管理符合设备管理的发展趋势，符合医院医疗设备精细化管理的需要，是医疗设备管理的必由之路。

第三节　现代中药检验技术的应用进展

近年来，现代技术在中药检验中的应用获得了一些进展，如微观形态技术等新技术目前已经在中药检验中得到了较为广泛的应用，这些新技术的应用可以提高分析的灵敏度和准确度，应用前景极为广阔。

一、微观形态技术的应用进展

微形态学是从1932年扫描电镜诞生之后发展起来的，主要利用肉眼对形状描绘水平进行观察，然后在光学显微镜的显微鉴别水平，利用电子显微镜分析微形态和结构。植物的微形态机构具有高度专属性及稳定的遗传性，现在已经成为植物鉴别一种比较常用的方法，主要包括图像分析技术和扫描电镜技术，其中，图像分析技术主要利用摄像机直接采集样本，并将采样图像输入计算机图像分析系统中，以获得准确的三维立体定位参数，从而保证了定量分析的准确性，为生药的现代探索提供了新的途径；而利用扫描电镜技术获得的三维物体图像实感非常强，不需要对样品进行频繁的预处理，可以直接对处于干燥状态的中药材进行观察，从而获得样品断面或表面的亚显微特征，扫描电镜技术在中药材鉴定上的优势得到了充分的发挥。

二、X射线衍射法技术的应用进展

"因为粉末的衍射图谱和晶体是一一对应的关系，尤其是对含有多种成分的样品，这种样品的末衍射图谱将不同组分粉末衍射图叠加在了一起，这是利用X

射线衍射鉴定中药分析的理论基础，因为含有不同组分的中药，每种中药都能反映出基于不同组分特征的X射线衍射图谱，充分利用这一原理，可以达到鉴别中药组分的目的。"[1]动物结石药材的结晶度非常好，图谱中的衍射峰非常尖锐，从而便于识别。利用这种技术可以针对人工牛黄、天然牛黄等药材进行分析和研究，结果显示，不同结石的X射线图谱特征性非常明显。总而言之，X射线衍射法技术在实际应用中体现出了图谱指纹专属性强、简单、迅速、不损伤被测样品等诸多优点。

三、光谱法技术的应用进展

光谱法技术的应用目前在品种鉴定研究领域受到了普遍重视，过去只有IR和UV将其作为鉴定药材的辅助性手段，有时还利用导数光谱法来提高分辨率。近年来相关人士利用中药特征单体成分和总提取物的HNMR指纹图谱展开分析和研究，得到中药的HNMR指纹图，这种图谱的特征性非常高，且同种中药不同产地的样品，其HNMR指纹图的一致性也比较好；天麻、人参、掌叶大黄等植物中药的特征总提取物HNMR指纹图显示出了具有活性成分的特征共振峰；大黄、蓼属等特征总提取物HNMR指纹图中也显示出了相同的部分，同时也存在一定的区别。由此来看，在中药成分的检验工作中，光谱法技术可以获得较好的效果，可以在重要检验领域中进行广泛的应用。

四、色谱与质谱联用技术的应用进展

目前在中药检验中色谱与质谱联用技术已经成为中药检验分析中的一种常用手段，主要利用现代强有力的分析仪器，准确定位样本的分子结构，样本的分离、定性、定量可以一次实现。①色谱技术：利用紫外、荧光等常用检测器只能得到有限的分子结构信息，而利用质谱仪（MS）则可以获得大量的分子结构信息。②IGC-MS联用技术：目前IGC-MS联用技术已经发展成为一门非常成熟的中药鉴定技术，在一些热稳定强的成分鉴定中比较适用，杨健等利用IGC-MS联用技术分别鉴定了玉兰、望春花等植物中的多种成分和化合物，还利用GC按峰面积归一化法对各成分的相对含量进行了测定。③HPLC-MS与GC-MS联用：虽然

---

① 王晓非，沈宏图，王丽红.现代中药检验技术应用进展[J].中国管理信息化，2016，19（3）：143.

这种联用的灵敏度比较高，但是对热稳定性提出了一定的要求，只有经过衍生化才能进行检测，而LC-MS联用法对样品的分析比较简单，在中药成分的分离与鉴定中比较适用。

五、高效毛细管电泳技术的应用进展

毛细管电泳法是近年来开始兴起的一种技术，将高压电场作为主要驱动力，同时将毛细管作为主要分离的通道，按照样品中不同组分间的电泳分配行为差异来实现液相分离。高效毛细管电泳技术兴起的时间更短，它将色谱技术和电泳技术充分结合在一起，成为一种高检测灵敏度、高分离效率的分析技术，同时兼有色谱技术和电泳技术的优点，是现阶段最为重要的一种分离和分析手段。利用高效毛细管电泳技术针对宁夏枸杞与枸杞果实蛋白多胎展开了研究，研究结果证明二者的高效毛细管电泳谱图差异非常明显。此外，这项技术还在三七与菊叶三七、狗脊与其混淆品等的鉴别中，获得了非常好的鉴别效果。

六、超临界流体萃取法和色谱法联用的应用进展

超临界流体萃取法（supercritical fluid extraction，SFE）利用超临界流体（supercritical fluid，SF）CO_2，将改性剂加入其中达到调节溶解脱能力，对峰形进行改善。通常情况下CO_2的临界温度是31℃，其临界压力为730 kPa，目前应用范围极为广泛。超临界流体色谱（supercritical fluid chromatography，SFC）对生产技术和生产工艺的要求是使其成为商品化的仪器，要想对其进行广泛的推广还需要一个漫长的过程，现在只有对那些利用GC和LC不能分析的物质，才考虑利用SFE-C技术展开分析。

综上所述，近年来随着社会和时代的不断发展，目前很多现代分析技术已经应用于中药检验中，如光谱法技术、微形态技术、X射线衍射法技术等，这些技术已经成为现阶段中药检验工作中常用的分析方法，这些技术在应用过程中体现出了准确度高、灵敏度高等诸多优点，应用前景非常广阔。相信在不久的将来，中药检验必将实现现代化的发展目标。

第二章　现代医疗设备管理的组织体系

随着社会的不断进步，我国的科技水平也在不断提高，医院的医疗设备也在不断进步，医院的医疗设备在医生给病人诊断的过程中起着至关重要的作用，医生要根据仪器显示的结果对病人的病情做出准确的判断，在一定程度上，医疗设备是医生为病人诊断过程中不能缺少的必要工具。所以，我们在使用医疗设备的同时也要对它们进行维修和检查，安排有关的工作人员对医疗设备进行定期的管理保证医疗设备能够有效地工作。基于此，本章主要围绕院内和区域管理体系、医疗设备管理部门的要求、医疗设备管理的组织结构原则、医疗设备管理的组织和运作方式展开论述。

第一节　院内和区域管理体系

一、院内管理体系

（一）医疗设备管理委员会

"医疗设备管理委员会负责全院医疗设备的供应计划、采购管理、制度建立健全等工作，保证医疗、教学、科研工作的顺利进行，为临床服务好，做好保障。"[1]医疗设备管理委员会的工作均按照上级主管部门、属地主管部门及原国家卫生部的相关制度及要求开展，认真贯彻、执行各项政策、法律、法规和规范，组织制定相应的规章制度，编制设备使用手册；负责设备购置计划的讨论、

---

[1]祁建伟.医疗设备管理与技术规范[M].杭州：浙江大学出版社，2018：20.

大型设备的可行性论证、大型设备的报废讨论，制定、修订、监督执行设备管理有关制度。按医院规定，凡价值在10万元以上的设备均为大型贵重仪器设备，必须通过医疗设备管理委员会公开招标购买。由申请购买科室向设备科提交书面申请，设备科呈交医疗设备管理委员会公开论证、无记名投票，并报院领导批准，最终形成设备、仪器购买决定。

医疗设备管理委员会成员有义务对申请购买的设备进行资料收集、产品比对及相关厂商的考察，同时有权对申请购买设备提出反对购买意见；负责对医院大型、精密医疗设备采购、管理工作中的重大抉择及技术问题进行评价、咨询。对医疗设备管理委员会讨论通过的设备、仪器，采取公开招标的方式进行购买，招标过程严格遵守相关法律法规，做到公开、公平、公正。在招标过程中，对参与的设备供应厂商一视同仁。

定期听取设备科的工作汇报，审定医院医疗设备管理规章制度，转达医疗设备管理反馈信息，并审察其整改措施的落实情况。

对重大医疗设备管理中的奖惩问题、重大医疗设备赔偿处理及计量纠纷的调查材料进行审查，集体讨论处罚办法。医疗设备管理委员会每年初召开一次工作会议，审议一年设备预算方案。主任可决定临时召开工作会议，由设备科做好会议记录。

加强仪器、设备的管理，减少投入，增加产出，杜绝浪费，做到经济效益和社会效益并重。

（二）医疗器械临床使用安全管理委员会

医疗机构应当依据规范制定医疗器械临床使用安全管理制度，建立健全本机构医疗器械临床使用安全管理体系。

二级甲等及以上医院应当设立由院领导负责的医疗器械临床使用安全管理委员会。该委员会由医疗行政管理、临床医学及护理、医院感染管理、医疗器械保障管理等相关人员组成，指导开展与医疗器械相关的临床安全管理和监测工作，监测与报告可疑医疗器械不良事件。

二、区域管理体系

建立健全省、市、县三级医疗质控工作网络，落实质控中心管理制度，完善质控中心运作机制。要明确专家在医疗质量管理中的主体地位，充分发挥各级各类质控中心的作用。医疗设备管理质量控制中心为各市、县必须设置质控中心。质控工作要实现医疗机构全覆盖，纵向应覆盖到乡镇卫生院、社区卫生服务中心等基层医疗卫生机构，将村卫生室和社区卫生服务站的医疗质量安全管理统一纳入乡镇卫生院和社区卫生服务中心；横向应覆盖到公立医院、社会办医院等不同所有制的医疗机构。各级卫生计生行政部门应加强对质控工作的指导，省、市各质控中心应将下级质控机构工作的开展情况纳入年度质控工作考核评价内容。同时，要加强各类医疗技术指导中心的建设，不断提升医疗质量，从而形成网络健全、功能完善的全省医疗质量控制、管理和改进体系。

省、市、县、区级质控中心要有效地组织开展质控中心管理工作，在组织制度与规范、质控能力与水平、培训与教育以及在区域内的影响力等方面，加强对各医疗机构的日常质控检查、考核；鼓励下基层开展医疗设备管理、技术服务工作；督促管理薄弱的县区质控中心、医疗机构加强管理工作的持续改进；对于开展工作较好的县区级质控中心、医疗机构等要宣传鼓励。

做好医疗设备质控中心工作，首先要从区域性管理工作方式出发，不能从单一机构或者个体角度思考问题；其次，质控中心工作的重点包括培训、技术服务、业务咨询、质控检查、不良事件处理、计量管理等方面。要借助省医学装备管理平台，各级质控中心应当对基层医疗机构提供切实有效的指导和帮助。

医疗设备管理质控中心不仅仅是成立了一个组织机构。各县区质控中心，更需要一份责任担当。质控中心工作开展得好坏，对辖区整体医疗设备管理水平和质控能力影响很大。

各级医学装备管理中心、医疗设备管理质控中心是做好医疗设备管理与质控工作，保障医疗器械临床使用安全，大型医用设备管理规范化使用、检查和评估工作的重要组织机构。加强对县级质控组织的检查与评估，确保县级质控工作落到实处，完善督导考核制度，定期通报各地质控工作进展，对发现的薄弱环节和重难点问题，要督促及时，制定整改措施，扎实推动工作开展。

第二节 医疗设备管理部门的要求

一、部门名称

二级甲等以上医疗机构，必须独立设置医疗设备管理部门。发挥医疗设备管理职能的部门的第一名称为"设备科（处、部）"，第二名称为"医学工程科（处、部）"。

二、管理职能

第一，具体贯彻执行医院对医疗器械管理的思想，从而实现医院对医疗设备的管理。

第二，负责医疗、教学、科研用医疗设备的计划论证、采购、供应、安装、验收、培训、应用质量安全管理、维修、计量、报废等工作。

第三，负责医用耗材、卫生材料的采购、验收、供应工作。

三、主要职责

第一，根据国家相关法律法规及医院规章制度，组织全院医疗设备、医用耗材的采购、供应、管理、安装、验收、维修、报废工作，保证医疗、教学、科研、预防性维护工作的顺利进行。

第二，制定和修订有关医疗设备、医用耗材、器材管理的规章制度，报医院质量安全委员会及院务会审议通过后组织督促执行。

第三，整理医用耗材的供应情况，严格审核供应商的资质及产品信誉情况，整理相关招标文件，做好新产品的调研工作，审核公司更名、代理的变更情况，评估供应商诚信度，统计、分析临床科室医用耗材的使用情况，负责评估全院医疗设备高价值耗材的使用情况。

第四，应根据相关的规范要求，制定出科学可行的工作制度、操作规程和岗位责任制，并认真落实执行。

第五，根据医院制定的发展规划、目标和年度工作计划，审查各科提出的医疗器械的申购计划，组织编制采购计划，报医学装备管理委员会及院务会审批后，结合医院的实际情况，制定相应的发展规划和年度采购计划，并予以实施。

第六，负责对医疗器械使用操作人员开展工程技术培训，收集反馈医疗器械使用过程中的可疑不良事件，保障设备安全、使用安全及所获临床医学信息（数据、图形、图像）的有效性。

第七，规划本专业的学科建设（包括人才队伍、设施与环境、技术服务内容、科研与教学等），组织本部门的各级医学工程管理与技术人员参加相关继续教育和在职培训，取得相应岗位资质。

第八，制定和落实医疗设备的预防性维护、质量保证与控制，开展考核、检查、评比和奖惩等工作。

第九，及时完成院长、分管院长交办的指令性或临时性工作。

第十，及时记录各类维修、维护记录情况，掌握医疗设备的维修费用情况，分析维修费用的产生与变动，提出优化建议，并在购买设备时提供参考意见。

第十一，组织收集反馈医疗器械使用过程中的可疑不良事件和医疗设备的各种临床应用信息，做好咨询和服务工作。

第十二，创造条件组织开展和临床工程相关的科研与教学工作，积极参与和医疗设备相关的临床应用效果和风险评估。

第十三，负责落实全院医疗设备、器械的定期计量检定与校准。

第十四，定期组织召开医疗设备管理委员会会议及医疗器械临床使用安全管理委员会会议。

第十五，协助各职能科室完成相关工作。

四、岗位人员配置

科室部门从事的任务主要包括采购计划、工程保障、教学培训、质控、档案信息等各种不同的工作任务。承担部门职能，完成本部门的各项工作任务，不仅需要配备相应的工程技术人员，也必须配置相应的管理岗位人员。

除了医学装备的维修保障任务外，主要还有医疗设备的验收，设备的质量管理及设备报损的鉴定等技术和管理工作。因此，若要充分发挥出工作人员应有的作用，不仅要有合格的工程技术人员，也需要有良好的管理和措施。

为做好医疗设备管理部门的医疗设备管理工作，保障医疗设备，可以设置多种岗位：管理、工程技术、招标计划采购、信息档案、仓库保管等岗位以及专（兼）职设立秘书、计量管理员。

在调配人员安排时，要有合适的分工，可以按区域分。一般按两个工程师一个小组划分分工区域表，但一个区域内的设备主要由一个工程师负责进行全流程管理，几个小组组成一个工作大组，分工的原则是必须明确责任人，但分工不分家，特别是小组人员，要求其对组内设备都掌握。

医疗设备管理的重中之重，是医疗设备验收、培训、维修、维护、保养、预防性维护、质量控制等应用质量管理工作，其中任务主要由专业工程技术人员承担。没有一定的工程技术人员保障，应用质量管理与控制工作无从做起。因此，建议各医疗机构在人员配置比例上，要求达到150个实际开放床位时配置1名专业工程技术人员。部分类别医疗机构，如精神专科医院等，可适当放宽该比例。

（一）工程技术人员

第一，协助制定医疗设备的维修、维护等相关制度及工作流程。

第二，协助编制医疗设备预防性维护计划，制定相应流程并监督执行。

第三，负责所辖区域内的医疗设备、器械的安装、验收、维护、维修的管理工作。

第四，协助完成各类认证与评审工作。

第五，掌握医疗设备的使用情况，评估分管区域医疗设备的经济与社会效益，为今后同类设备的引进提供参考。

第六，制定维修维护记录表并确保各类计划、记录、费用能够及时准确保存。

第七，参与科内每周的值班。

第八，参与所分管区域内设备购买的考察工作，在购买设备时提供参考意见。

第九，负责对所分管区域的医疗设备进行质控工作。

第十，协助做好全院设备的计量工作。

第十一，负责分管区域内设备使用过程中产生的维护保养、PM维修、计量、巡检、使用情况及调剂报废处置等记录存档工作，每月上交存档。

（二）招标计划采购员

第一，及时做好设备招标整个流程的安排工作。

第二，依据询标结果对所需采购的医疗设备进行招标文件的制作。

第三，标书获得临床科室负责人和医学工程部负责人的审核确认。

第四，负责院内外各种招标的准备以及参与院外的政府采购等的沟通和协调工作。

第五，协助完成政府采购执行工作。

（三）信息档案员

第一，保证采购标书档案的有效性和完整性。

第二，档案保密工作。

第三，对于需要院内招标的医疗设备的标书制作：依据临床需求制作标书，做到公平公正；标书获得临床科室负责人和医学工程部负责人的审核确认。

第四，根据各科室上报的年度预算，分价值区间收集不同的资料。

第五，设备执行采购后，仔细审核供应商的资质文件，并且根据国家相关政策法规及设备不同的招标方式分门别类收集资料。

第六，妥善保管在设备整个招标流程中形成的文件。

第七，负责设备到货安装验收之后相关文件的存档工作。

第八，负责与供应商之间签订的合同、设备发票、商检、索赔记录等资料的存档工作。

第九，负责医疗设备档案资料的立卷、汇编、更新工作。

第十，设备投入使用后，对其有关资料建档、编制，建立动态的管理信息。

第十一，规范医疗设备档案，实时更新各种购置、验收、培训、维修等资料。

第十二，将汇编好的档案及时移交到档案室。

（四）固定资产管理员

第一，审查临床科室提出的报损申请是否符合国家、地方和医院的相关报损要求。

第二，查验待报损医疗器械的真实性。

第三，报损医疗器械的保存。

第四，完成和国资委的交接。

第五，确保报损记录和执行过程中档案的有效性、完整性。

（五）仓库保管员

第一，严格执行出入库流程，根据订货清单核对入库的医疗器械，并进行验收工作。

第二，妥善管理库存物资，应根据不同物品的用途分类放置。

第三，协助专职财务人员盘点库存。

第四，做好库房的卫生安全工作。

第五，每天做好温湿度登记。

（六）医用耗材管理员

第一，负责医用耗材的供应工作，编制周计划、月度计划，对急需、抢救物品，及时提出采购申请。

第二，做好医用耗材出库的理货工作。

第三，熟悉并遵守医院各项规章制度和劳动纪律，规范自身言行举止和外表着装，使之符合职业形象的要求。

第四，接受各项相关的专业培训和继续教育。

第五，妥善、及时地处理好突发和紧急的事件。

第六，积极完成上级赋予的各项临时性任务。

（七）计量管理员

第一，协助制定计量管理制度，做好全院计量器具的管理工作。

第二，执行国家和上级有关部门制定的计量政策法令及有关规定，接受政府计量管理部门的监督、检查、技术业务培训和指导。

第三，负责制定院内各计量器具检测时间周期表，合理安排工作任务，及时完成上级布置的各项计量任务。

第四，对违反计量法和计量工作管理制度的行为，有责任提出处理意见，由领导核查审批。

第五，对临床科室部分需送检计量的医疗设备进行登记和管理。

第六，协调和执行需送检计量的医疗设备的送检计量工作，对违反计量法和计量工作管理制度的行为，有责任提出处理意见，由领导核查审批。

第七，管理计量证书等档案工作。

（八）秘书

第一，协调与工程技术组相关的事务。

第二，协助工程技术组与全院各科之间的沟通联系。

第三，协助工程技术组与科内各个部门之间的沟通联系。

第四，负责督促工程技术人员有效地完成医疗设备安装、验收、培训、维修、质控、维护等各项工作。

第五，监督和管理各工程师对维修事件的响应速度，并对维修科室进行回访。

第六，负责收集各科室对分管工程师的表扬、投诉和建议，并及时汇报总结。

第七，负责工程技术组内部的资料、配件管理：负责收集安装验收报告、培训资料、维修手册、操作手册、巡检报告、维修记录等信息资料并妥善保管，供相关人员查阅。

第八，负责管理科室内务，保持维修间美观。

五、维修人员配置

（一）维修技术人员的分工

医学工程部门负责对所有在用医学装备分派专人进行故障维修和质控工作。任务分工要充分发挥每个技术人员的能力和特长，既有利于明确职责，也有利于提高专业技术。任务分工可以按以下方式进行：

第一，按专业分工——医技科室如放射科、检验科、B超室、心电功能室、ICU、手术室、急诊室、外科、妇科、儿科等，落实专人负责设备的管理和维修工作。

第二，按设备类型分工——对于分布面广、使用量大的医学装备，如床边监护仪、呼吸机、心电图机、输液泵等，按设备的类型由专人分管，有利于专业技术水平的提高。

第三，按科室分工——由专人负责几个科室的设备管理维修技术工作，如内、外、妇、儿科病区的维修管理工作。也可以在重点设备科室和临床科室，如放疗科、放射科、ICU等，设置物理师与临床工程师。

合理适宜的维修任务分工，是维修管理工作顺利开展的前提和基础。医院可根据实际情况灵活运用上述3种方式进行维修分工，责任到人，任务明确，可避免造成互相推卸的现象。在任务分工的基础上也可以考虑组成任务小组，每个小组设立2~3名维修成员，每位组员既有自己明确的分管区域，又参与该组其他人员分管区域的应急维修和合作维修，并通过合作维修增强维修技术力量，也有利于值休和年休人员空缺时的工作安排。

（二）维修技术人员的职责

每位维修技术人员确定具体分工区域和岗位后，需制定对应的岗位职责，应交给每位维修工程师明确了解和熟练掌握，并由专人存档保管。岗位职责内容至少应包括以下内容。第一，工作概要：对分管区域的医疗设备和岗位相关工作的总体描述。第二，工作职责：较为详细地描述员工对分管区域医疗设备应承担的日常故障维修、预防性维护、学生带教、科研、临时性任务等工作。第三，工作标准：要求维修技术人员达到工作目标，如保证设备完好率在95%以上。第四，工作要求：侧重于对维修技术人员人文素养和劳动纪律上的要求。如：明确医院的使命和服务理念；具有良好的职业形象意识，外表、着装符合《员工手册》要求等。第五，请示上报领导等。

医学工程技术人员的专业素质是医学装备质量管理体系的基础，其水平直接影响到医学工程部门的技术水平与能力，直接影响到院内临床医疗设备的使用安全和质量。一名合格的医学工程专业人员应熟练掌握常用医学装备的原理、结构和基本使用技术，了解高新技术发展及其在医疗设备中的应用。但随着医疗技术的发展，专业化程度的提高，医疗安全管理要求的增加，对工程技术人员的要求也日益提高。因此，持续对医学工程技术人员进行技术培训和继续教育就显得非常重要和必要。医学工程部门应制定工程技术人员的培训计划和继续教育制度，定期开展业务学习，内容可包括医学装备的基础理论、最新进展、维修经验技巧、新的技术应用等。

1.专业技术岗位的培训

医学装备使用手册基本上都要求经过培训的专业维修人员对医疗设备进行检查、维护和维修。技术培训可以在新设备安装时进行，也可以根据工作需要随时安排开展，培训应有记录，并存档备案。技术培训由医疗设备生产厂商负责开展，经过考核合格后发给证书。工程技术人员也可以参加有关学会、协会和医疗设备质控中心组织的专业技术培训班。

2.人员的继续教育与学分

医学工程人员继续教育与学分在浙江省医学工程人员职称晋升中已经有明确要求。获得继续教育学分的途径很多。浙江省医学会医学工程学分会、浙江省医疗设备管理质控中心每年都举办各类国家级医学继续教育培训班，通过考核后能获取国家级一类继续教育学分。各类学术年会、专题研讨会参加人员也能获取二类继续教育学分。浙江省食品药品监督管理局有专门的教育网站，可以通过医学工程继续教育科目上网自学，获得继续教育学分。

3.维修技术人员能力水平要求

医疗设备仪器专业人员要求大专以上学历，专业包括医学生物工程、医学影像学、机械工程、机电工程、电子工程等相关专业。

（1）必须掌握基础医学和临床知识、基础网络配置知识、基础影像知识、放射防护的要求与法规、设备维修安全要求等。

（2）需要掌握医疗设备原理与安全使用理论，例如X射线发生器与发生原理、磁共振成像原理等。熟悉掌握产品原理及维修理论，例如医疗设备技术原理与结构、产品维修与故障诊断思路、医疗设备相关安全要求、医疗设备技术参数设置与调试等。

医疗设备高级资深技术工程师须具备医疗设备相关的高级技能与经验，例如远程故障诊断技巧、临床应用问题判断、疑难问题的故障诊断与维修、通过相关认证考核、不少于5年的设备维修经验。

第三节　医疗设备管理的组织结构原则

医院已经充分认识到医疗设备的适度引进在医院提升医疗质量、诊断水平和经济效益等方面的重要性，希望通过各种方法能够建立一个有利于医院长期发展的良性技术环境和经营环境。然而，随着医疗设备日益精密化、复杂化，其经济风险、管理风险和医疗风险正在飞速增加，各种风险因素变得更加难以预测和控制，使得医疗设备管理也日趋复杂。大多数医院的医疗设备管理由医院设备（器械）管理会负责，其成员通常由主管院长、负责设备管理的行政人员、设备（器材）科、相关专家组成；具体技术责任则由器材（设备）科来承担。虽然在一定程度上改变了过去只凭经验、领导拍板的行政决策和经验管理局面，但是这种条块化和单一化的管理模式仅能满足医院内部对设备管理的要求，而与患者毫无关系，不能体现"以患者为中心"服务理念。因此，如何构筑高效、有序的设备管理组织，并使之成为医疗设备战略管理重要的管理基础和保障，成为医院科学化管理的重要任务。

一、医疗设备管理引进战略与组织结构的矛盾

医疗设备战略往往随着医院内部和外在环境的变动而不断更新，而医院组织结构却难以及时调整和改革，使其常常落后于医疗设备战略的变化。

第一，设备管理战略宏观性与组织结构微观性的矛盾。医疗设备作为医院的重要资源之一，其战略管理是通过筹划、研究组织未来的设备资源配置，及其与外部环境的相互作用，指导和解决组织发展中的一切重大的全局性问题，具有很强的宏观性。现代医院内部组织正在朝着"扁平组织"的方向发展，将医院从垂直型向水平型、从层级式向网络式逐步转变，组织结构的调整或重组权限也就逐渐让渡给基层科室，使得组织结构调整具有越来越明显的微观性。

第二，设备管理战略前导性与组织结构滞后性的矛盾。医院根据医疗市场形势、设备发展趋势和医院自身定位等综合因素，制定设备管理战略，将内在变化和外部发展融入医院医疗设备管理的过程中。这决定了其战略的时间跨度为2～5年，因此必须具有前瞻性和导向性。而组织变化与更替的时间相对较长，具有一定的滞后性；一方面，医院，特别是公立医院，不具有完全的人事自主权，易受外在政策环境的影响和行政的干扰；另一方面，组织管理思想保守僵化，重"论资排辈"，轻"岗位能力"，缺乏竞争意识，使得组织结构交替更加困难。

第三，设备管理战略易变性与组织结构惯性的矛盾。在当前医疗市场和经营环境下，医院只有放眼未来，时刻紧随患者的需求，才能提高医院设备效益，增强医院的应变能力、适应能力和生存能力。然而，一方面，因为管理人员常常习惯用以前的方式和经验去管理新的医疗设备活动，管理人员感到自己

的地位、权力和心理安全等利益受到威胁时常会抵制必要的改革，从而使改革产生内在阻滞力；另一方面，也是因为医院组织结构受到当前外在环境、规模和所处的发展阶段、其他医院组织模式等客观因素的影响，难以超越发展历史规律的障碍，使医院组织结构具备相对稳定性，即惯性。从而导致组织与设备管理战略间产生矛盾。

二、医疗设备战略管理的组织结构和管理职责

（一）医疗设备战略管理的组织结构

根据设备战略管理与组织结构之间的矛盾，设备管理的组织结构设计必须注意以下原则：体系的稳健性、优良的柔性和多样的可伸缩性。这就决定了医疗设备管理的组织结构必须是一个平面的网状结构。按照任务对象和任务性质的不同，可将医疗设备战略管理的组织结构功能单元分为9类，见表2-1[①]。

表2-1 设备战略管理中各类组织结构功能单元表

性质	对象	患者沟通	技术
战略层	客户战略类	协调战略类	技术战略类
战术层	客户管理类	行政管理类	技术管理类
执行层	应用管理类	服务管理类	操作管理类

（二）医疗设备战略管理的管理职责

第一，客户战略类：应由医院主管业务的院长和统计调查专家组成。其主要职责是定义、划分和分析患者的类型和价值。其具体任务是：分析就诊治疗模式与行为；建立患者价值预测模型；建立患者信息反馈和评价系统。

第二，协调战略类：应由医院院长、业务副院长和技术权威组成。其主要职责是负责医疗设备战略管理和组织的规划制定。其具体任务是：制定设备的引进、管理、评估政策；决定医疗设备引进的模式和优先次序；批准费用，并予以监督；协调各利益相关部分的关系。

第三，技术战略类：应由技术权威和设备管理专家组成。其主要职责是负责确立医院医疗设备行为总体规划和导向。其基本任务是：分析设备在医院中的重要性和潜力；开发、获取和利用新设备；优化新旧设备资源。

---

①蒋红卫，耿利亚，张春霞，张曙光.试论医疗设备管理的组织结构原则[J].华南国防医学杂志，2005（6）：53.

第四，客户管理类：应由统计分析师和负责患者管理的行政人员组成。其主要职责是负责用户的需求分析和医疗设备的论证和评估。其主要任务是：识别、确认和量化设备的需求、收益、资源和费用；设备行政管理；拓展或调度患者资源；促进医疗技术和服务水平提升。

第五，行政管理类：应由主管医疗业务和科教工作的行政人员组成。其主要职责是负责直接处理医院专科发展的需求和协调问题。其基本任务是：医疗设备使用技能的培训；操作和开发人员的技能和方法培训；制订相关人力资源计划，以适应基层科室的需求变化。

第六，技术管理类：应由高级职称的专业临床和医技技术人员组成。其主要职责是负责医疗设备技术评估和管理。其基本任务是：制定可供选择的管理方案，并对方案进行评价；制定医疗技术风险防范措施；掌握医疗设备的发展趋势；根据医院的专科需要和发展规划，合理调配设备资源和技术支持服务。

第七，应用管理类：应由设备技术人员和统计分析人员组成。其主要职责是负责医疗设备收益信息的反馈。其主要任务是：确定医疗设备投资回报的实际效果；确定医疗设备所带来的技术水平变化；确定医疗设备使用和引进管理中的患者就医行为的变化；确定医疗设备对患者所产生的实际收益和不良后果；及时将收集的信息反馈给其他各类组织人员。

第八，服务管理类：应由设备技术人员和临床专科人员共同组成。其主要职责是负责医技科室与临床科室之间的协作和沟通。其主要任务是：将医疗设备需求转化为对医疗技术和患者的需求；测试医疗设备的性能指标；充当临床科室与医技科室之间的协调员。

第九，操作管理类：应由专业的设备技术人员组成。其主要职责是负责保障医疗设备的正常运转。其主要任务是：评价医疗设备实际效能与专科（或患者）的实际需要差距；支持服务管理小组和技术管理层；解决医疗设备技术保障问题。

在医院设备战略管理中，首先，注重将医院现行组织结构中的成员，根据其能力和责任，分配至此九类组织结构中，使其扮演不同的虚拟角色，而不破坏现有的组织结构，以保证组织的稳定性；其次，每一类组织必须由相应的人员组成，并承担起与之相匹配的管理职责，强化设备管理职能；再次，注重各类组织结构之间的协调关系，以及各类组织中成员的角色多重性；最后，应保持相互间的相对独立性，弱化各类组织的行政角色，尽量将各类组织结构的规模缩减到最小。

总而言之，为了使医疗设备高效、稳定、可持续地为医院发展提供强大推动力，医疗设备战略管理科学化成为一个重要的医院管理课题。为了解决这一难题，从组织角度来说，医院内部各类组织功能单元之间应建立起一种紧密的伙伴关系，而不是单纯的上下级关系、合同关系、协作关系等，医院高层领导应对医疗设备战略管理和现代组织理念达成共识，创造或建构新的组织结构，并持续不断地加以改进，使医院医疗技术与医疗设备更有效地结合在一起，从而为医院的可持续性发展提供更大的成长空间。

第四节 医疗设备管理的组织和运作方式

各委员会设立必须包括组成架构，以显示委员会组织的框架组成。然后，以单位发文形式公布委员会的组成成员。各委员会指定专门部门负责日常工作。安排专（兼）职人员负责秘书工作。

医疗设备管理委员会，由医疗机构主要领导负责，由医疗设备管理部门、采购中心、各主要职能部门组成。医疗设备管理部门负责日常工作。安排专（兼）职人员负责秘书工作。

医疗器械临床使用安全管理委员会由医疗机构主要领导负责，医疗质量管理部门、医务部、护理部、医院感染管理部门、采购中心和医疗设备管理部门等组成。医疗设备管理部门负责日常工作。

医疗设备管理部门作为医疗设备管理委员会和医疗器械临床使用安全管理委员会的办事部门，必须协助委员会工作的正常开展。

定期组织召开委员会议，讨论主题须与委员会的职能相关，必须有完整的会议记录。

为提高工作效率，医疗设备管理委员会会议和医疗器械临床使用安全管理委员会会议可以合并召开。

第三章 现代医疗设备管理的思考

随着先进科技技术与医疗领域的结合，极大地推动了医疗事业的发展。借助先进的医疗设备可以更为准确、快速判断病因，为制定有效的治疗措施争取更多的时间。而随着大量医疗设备的应用，设备故障等问题越来越频繁，严重影响正常医疗秩序，必要的医疗设备管理无疑可以有效保证医疗设备稳定地运行。基于此，本章主要围绕医疗设备的购置管理、医疗设备的临床安全管理、医疗设备的技术保障管理、医疗设备的质量检测与控制管理展开论述。

第一节 医疗设备的购置管理

现代化医院离不开各种各样的医疗设备。利用有限的资源，有目的、有规划地购置符合医院经营、发展的医疗设备，对医院医疗、教学和科研工作健康发展起决定性作用。在购置的整个周期流程中，需要明确涉及的人员及设备配置的依据，同时严格规范购置设备的流程。除此之外，在可行性论证、招标采购、购置合同及供应商管理中，也都应具有详细的章程指导。

一、医疗设备购置计划的编写

（一）购置计划编写的依据

编写购置计划是一项非常复杂、细致的技术性工作，在计划中需要明确重点、兼顾全局、择优支持、合理配置，使计划与目标一致、科室需要与实际情况紧密结合。在这里，提供以下方面可作为医院编写购置计划时所依据的标准。

第一，依据区域卫生资源的配置规划。区域卫生资源的配置规划是具有一定强制性和限定性的行政法规，由国务院卫生行政部门和各省市、自治区、直辖市卫生行政部门制定，卫生资源的配置规划实行两级管理。目前，我国大型医疗设备实行配置规划和配置许可制度。国家卫生健康委员会对10种大型医疗设备按品目分为甲、乙两类实行规划管理，购置前须取得国家卫生健康委员会颁发的《大型医用设备配置许可证》。

第二，依据各级各类医院医疗设备的配置标准。现行配置标准是国家卫生健康委员会委托中国医学装备协会编制出台的《综合医院基本医疗装备标准》，它是带有指导和规范性质的行业标准，是为了科学、合理地配置医疗设备，提高医疗设备的社会效益和经济效益。其在具体实施过程中，每家医院可以根据自己的实际情况做适当缩减或扩展配置。

第三，依据医院发展规划。医院一般紧随国家发展制定五年或十年发展规划，它是根据医院自己的医疗特色、服务对象和服务范围等实际情况拟定的发展步骤和预期目标。纳入规划中的医疗设备应当按照计划购置，并与其他相配套的设施同步进行。

第四，重点专科需要保障的医疗设备。省、市级重点专科是当地医院的特色，在一定程度上代表了医院乃至本区域的医疗水平。其关键性的医疗设备是保证该科室处于领先地位和学术水平快速发展的重要物质基础，也是医院的临床医学专业重点发展对象。因此编写购置计划时必须明确体现，认真落实。

（二）购置计划编写的原则

第一，系统性。医院是一个完整的系统，其中各科室、病房都是其大系统下的子系统。同样，医疗设备也属于其中。良好的系统能够给医院的发展带来良性循环。因此，在编写购置计划时，应将医院的医疗设备作为一个系统来研究，以减少不必要的重复购置，尤其是要控制大型医用设备的重复购置。在保证购置的治疗设备具有先进性的同时，还应保证具有相应配套的检验设备、检查设备和抢救设备。这样才能使有限的卫生资源得到合理利用，充分发挥卫生资源综合效益。

第二，资金额度。医院购置医疗设备的经费主要来源于单位自筹和固定资产折旧，还有部分政府拨款。在编制购置计划时，应根据经费多少做出计划。医院从业务收入中提取用于设备购置的经费视为医院自筹资金，医院在编制购置计划时应考虑该业务在不同时期的发展重点，从而对资金使用的方向进行调整。按照国有资产管理主管部门的规定，使用中的固定资产要提取折旧费，医院医疗设备的提取年限视不同类别分为5~10年。折旧提成是医疗设备维修、更新和购置的重要经费来源，要纳入规划，合理使用。其他可利用的经费有财政贴息贷款、医院发展专项资金等。

第三，结合单位的中长期发展规划。中长期发展规划是医院持续发展的目标和计划。购置计划一般是中长期发展规划的阶段性计划，是规划中进入实施阶段的一部分。在编写购置计划时，要放眼未来，而不能只考虑眼前的需要。同时必须以规划为基础，随着医疗市场的需求变化，进行适当的调整和补充，以保证实施中的计划有前瞻性和可行性。

第四，突出重点专科的建设。只有重视重点科室的学科建设，才能凭借先进的医疗设备、优质的医疗服务和过硬的医学技术得到患者的信任。因此，在编写购置计划时，应根据重点专科建设的需要，优先保证这些科室的医疗设备更新和装备。

二、医疗设备购置的基本流程

医院制订医疗设备购置计划有非常详细的固定程序，一般如下：

第一，使用科室提出申请。每年底，各业务科室根据医院下一年度医疗业务发展规划和科室计划，向医院临床工程部门提出购买医疗设备的申请，并认真填写医疗设备购置论证表。此表内容包含设备名称、资金预算、临床使用范围、使用设备人员状况、安装条件及经济效益和社会效益等。

第二，收集信息，初步汇总。临床工程部门依据上年度设备购置计划执行的情况，结合本年度各业务科室医疗设备购置申请表做出初步汇总。

第三，分析研究，确定初步方案。临床工程部门根据初步汇总的项目内容进行分析和研究。分析和研究的内容主要包括：科室购置要求是否具备使用条件、技术力量，配套条件是否齐全，经济和社会效益如何等。同时对于提出设备更新的项目，要组织医院设备技术鉴定委员会进行技术鉴定。只有该委员会同意后方可纳入年度医疗设备购置计划。最终，将调查和预测的有关数据、资料汇总，提出初步方案。

第四，医院医疗设备装备委员会论证。设备购置计划确定初步方案后，临床工程部门应组织医院医疗设备装备委员会对初步方案进行论证。论证时，首先要确定本年度医院用于购置医疗设备的资金预算；其次确定本年度医疗设备购置计划的总体目标、重点发展业务、重点科室；然后开展各申购科室负责人现场论述。最后由医疗设备装备委员会的委员投票表决。临床工程部门根据投票情况汇总编制出医疗设备购置计划。

第五，医院院长办公会讨论决定。编制出的医疗设备购置计划必须经过医院院长办公会讨论通过，并形成医院文件下发，医院院长办公会讨论时，应针对计划进行适宜性、先进性和可行性的评估论证，再针对论证结果进行综合平衡确定方案。

三、医疗设备购置的主要论证

为了确保购置的医疗设备经济、安全、可靠，应对购置计划进行适宜性、先进性和可行性的评估论证，通过评论论证的结果为医院最终的决策提供科学依据。

（一）项目论证

项目论证是编制购置计划过程中的主要环节，是对设备购置的必要性和合理性等问题进行讨论，这时一般不涉及具体公司、型号、技术指标等外部条件的讨论。

（1）必要性：主要指需要购置的医疗设备在本单位的临床医疗、科研、教学工作中的必要性。一般从以下4个方面进行评估：

①从临床医疗水平的技术角度评价：主要看能否提高临床医疗诊断、治疗的技术水平，对挽救患者生命起到何种作用。

②从医疗工作需要的角度评价：是否为临床急需、特需的设备。

③从教学角度评价：是否为教学工作必备的设备，是否对后备人才培养有利。

④从科研角度评价：是否为某一项科研所需的基本和关键设备。

（2）合理性：主要是指布局的合理性。医院临床工程部门在讨论时，一定要弄清本单位内现有同类设备的台数，每台设备的功能利用情况、使用率、完好率；本区域内其他医院同类设备情况如何。要防止重复购置，以免造成购置以后使用率低，经济效益和社会效益达不到预期的要求。为了充分发挥大型医疗设备的效能，新购进的设备一定要注意布局的合理性。

（3）资金来源：在申请购置设备时，首先应评估对于购置该设备所需要的资金能否得到保证；其次需要评估医院用于购置医疗设备的资金预算是多少，如采用贷款方式，应关注贷款是否能在规定时间内偿还。

（4）使用率：通过计划所要购置的医疗设备中的各项功能要求，预测检查或治疗的患者数量或人次，也就是在单位时间内一台设备能够完成的工作量，评估设备在购置后能否充分使用，发挥其应有作用。

（5）技术水平：主要论证提出设备购置申请科室的医技人员配备和培训情况，通过评估这些人员现有的技术水平，判断在购置后能否保证该设备的正确使用、正常运行及相应功能开发。还有医院临床工程技术人员是否具有对该设备进行维修的技术水平，除生产厂家以外是否还有第三方维修途径等。

（6）安装条件：对计划购置的医疗设备论证是否具备安装条件、使用环境能否达到设备的技术要求进行论证，如电供应、屏蔽、防尘、防潮等条件是否符合要求。

（7）经济效益：对申请购置的医疗设备的经济效益进行预测，包括使用年限、每周使用的人数、收费标准、年经济收入、年运营成本，并要写出成本效益分析报告。在进行经济效益评价时，除计算一次性投入购买主机及配件购置费以外，还要考虑后期的投入，例如一次性耗材费、配件费、维修费等。

（二）技术评价

技术评价是指在购置计划批准后的购买过程中，对医疗设备的生产厂家、型号、性能和价格等内容进行选择比较和分析，然后做出决策的技术工作。

第一，技术先进性：评估计划购置设备的基本原理设计、各项功能指标、技术参数达到的先进程度，在国际上处于何种水平等。

第二，设备可靠性：除了设备的使用寿命以外，还需要通过如下几个方面进行评价：在设备的规定使用时间内能否保证正常使用；能否确保其各项功能、技术指标和安全指标都符合标准要求；是否通过了国际、国内的质量认证和许可等。

第三，安全性：对设备的扩散射线、电磁波、电子仪器绝缘性、漏电等会对环境、操作人员和患者带来不安全的因素进行评价。

第四，完整性：即设备的配套问题，如与功能相配套的硬件模块、连接线、配套试剂等，在进行评价时要重点讨论。如果只注意了主机的评价，而忽视了配套设备及配件的问题，会直接影响主机的使用和功能开发。

第五，可维修性：可维修性主要是指厂方能否长期提供维修资料、维修密码、技术服务、零配件及消耗品。

四、医疗设备购置的招标采购

获批的医疗设备购置计划经过医院院长办公会讨论通过并形成医院文件下发后，医院临床工程部门应根据本单位资金情况和业务发展的轻、重、缓、急及设备效益的短、平、快原则，排出年度、季度、月采购计划，同时严格按照购置程序进行采购。

（一）购置的程序

由于现代化医疗设备都属于高精尖的精密仪器设备，尤其随着现代高科技水平不断发展、自动化程度不断提高，以及各项功能和检测目的不断增加，不同档次的设备价格差别也越来越大，因此购置设备要进行科学论证，合理选择，并形成一套完整的购置程序：专业调研、选择合理的购置方式及签订合同。

1.专业调研

目前市场上各类医疗设备的品种较多，同一类产品有自动、半自动、高中低档不等，价位差异也较大。医院投资购置医疗设备的目的是不断开展新技术、新业务，保持良好的发展势力和活力，更好地为患者服务，从而增强医院的综合实力。因此，所购置的各类医疗设备必须是技术先进、各类性能符合科室需要的设备。鉴于此，在购置设备时，特别是大型医疗设备，除上面提到的技术评价外，还要进行专业实地调研。主管医院医疗设备的院长、使用科室负责人、相关使用人员及临床工程技术人员需要一起多次、反复地对准备购置的相关产品进行实地调研。专业调研主要从以下方面进行：

（1）科学性。准备购置某一类医疗设备时，应对该类设备在当今世界的发展状况及以后的发展趋势进行必要的调研。对使用该类设备的单位进行实地考察。了解该类设备的性能是否可靠，并从仪器的精确度、灵敏度、稳定性、耐用度等方面考虑。设备的配套一定要考察清楚，评估设备厂商所述的功能在标准配套中是否能达到，需要的附件及附带的各种工具是否齐全，设备是否有升级功能等。

（2）实用性。所购置的设备一定是社会效益好、经济效益高、回收成本快、社会评价好、群众易于接受的设备。例如，对于医学检验设备，实地考察使用单位时，要考虑拟购设备所用试剂、消耗是否适合本单位，所用试剂是否具有开放性。同时，对提供设备的各公司实力、商业信誉、售后服务也要进行调研；还有设备的可修性、易修性、影响维护和维修的工作量及费用，各种配件是否能及时供应，厂方维修是否及时等。售后服务质量是保证医疗设备能否正常运转的关键，在实地考察时一定要弄清楚。

2.选择合理的购置方式

随着医疗卫生体制改革的不断深化，医疗设备采购逐渐产生了很多采购模式。为了加强医院资产管理、节省资金、确保投资医疗设备的社会效益和经济效益、规范医疗设备的采购程序，常规情况下，医院购置10万元以上的设备，就要进行相应的招标形式采购。如有特殊情况，则采用其他相应购置方式。

（1）国际招标购置方式。根据我国的相关政策及法规，部分进口医疗设备必须采用国际招标采购。目前，必须进行国际招标的医疗设备有：磁共振成像装置（MRI）、X线计算机体层扫描仪（CT）、800mA以上数字减影血管造影X线机（DSA）、医用直线加速器（LA）、单光子发射计算机断层扫描装置（SPECT）、伽马刀等甲乙类医疗设备和其他进口设备。对依法必须进行国际招标的项目，应按《机电产品国际招标投标实施办法》中的规定，委托具有国际招标资格的招标代理机构招标。

（2）公开招标购置方式。目前，对于单价100万元及以上（不同地域有不同要求）的医疗设备购置，医院多采用公开招标采购的方式。公开招标是医院委托具有公开招标资格的招标代理机构通过招标公告的方式邀请不特定的法人或者其他组织投标。

（3）医院邀请招标购置方式。对于单价10~100万元的医疗设备购置，医院多采用招标采购的方式。医院邀请招标采购是指医院以投标邀请书的方式邀请3家及3家以上特定的供应商投标的购置方式。

（4）竞争性谈判购置方式。竞争性谈判购置是直接邀请两家以上的供应商进行谈判的购置方式。根据《政府采购管理暂行办法》《中华人民共和国政府采购法》，当有下列情况之一时，经医院相关部门批准，可采用竞争性谈判购置方式：①公开招标时，只有两家投标公司而没有达到招标公司规定的3家及以上投标公司；②出现了不可预见的急需购置，而无法按照招标方式购置的；③对高技术含量有特别要求，且只有几家公司产品符合要求的；④财政部门认定的其他情形。

（5）单一来源购置方式。单一来源购置方式是指购置单位向供应商直接购买的方式。根据《中华人民共和国政府采购法》，属于下列情况之一的，可以采取单一来源购置方式：①唯一产品，只能从特定供应商处购置或供应商拥有专利权，而且无其他合适产品替代的；②继续购置经过公开招标或院内邀请招标的产品，招标结果在1年内的；③在原招标目的范围内，新增合同的价格不超过原合同价格的10%，必须与原供应商签约的；④原购置的后续维修、零配件供应、更换或扩充，必须向原供应商购置的；⑤从残疾人、慈善机构购置的；⑥财政部门认定的其他情形。

（6）询价购置方式。对于单价10万元以下的医疗设备购置，医院多采用询价订购的方式。询价购置是指对3家以上的供应商提供的报价进行比较，以确保价格具有竞争性的购置方式。这种购置方式的优点是简便客观、机动性强，可广泛地应用于规格多、数量小、供货厂家多的医疗设备购置过程中，尤其适合于急诊抢救设备和单价10万元以下常规医疗设备的购置。经医院相关部门批准，达到限额以上的单项或批量购置的现货属于标准规格且价格弹性不大的，也可采用询价购置。这种形式同样适用于质量技术要求较高、市场资源相对偏紧的品种或属于卖方市场的商品。

（7）国家行政部门集中采购方式。国家行政部门集中采购方式是政府采购的一种形式，是经省市级政府或部队采购监管部门批准，由卫生行政主管部门组织各医疗机构联合进行采购的一种方式，一般适合于政府统一拨款或专业性强的医疗设备。可在展览会或博览会上寻找到合适的产品与厂商进行购置谈判。

3.签订合同

选择合理的购置方式购置设备，其结果经有关部门审核、核准后，医院应在规定的时间内与供货方签订合同。由医院主管设备的院领导、临床工程部门负责人、财务科科长、临床使用科室主任、审计部门人员、临床工程技术人员与中标公司负责人进行商务谈判，签订供销合同及相关协议。价格、付款方式、交货期、技术服务等条款一定要在合同中书面确认。对于厂商提供的合同，在盖章前必须认真审查确认。签订合同的细节，将在后续章节中详细阐述。

（二）招标的流程

1.国际招标

根据相关法律规定必须进行国际招标购置的医疗设备，在购置时按如下招标程序：

（1）向政府相关机构项目申请医院制订计划，报政府购置办公室审核办理国际进口产品招标，应严格按照《机电产品国际招标机构资格管理办法》中有关规定进行项目申请。对于部分产品，医院还要向当地商务机电部门申请外汇额度，将申请的外汇额度提交到省市级机电产品办公室审核批准。

（2）委托招标公司签订委托协议。医院应按《机电产品国际招标投标实施办法》中的规定，委托具有国际招标资格的招标代理机构招标，并签订委托代理协议。

（3）编制招标文件。医院根据前期的市场调查、专业调研及医院的实际需求，制订招标要求，即招标技术参数和规格，包括设备名称、数量、设备用途、主要规格及系统功能概述、技术参数及要求、商务要求（含备品、配件、技术培训、售后服务、到货期及付款方式）。招标公司根据医院的这些要求，按照国际招标的模式，制作招标文件。

（4）专家审核后网上公示项目招标文件。编制成的招标文件要提请专家审核。在国际招标专家评审库随机抽取3位以上专家对招标文件进行审核，招标文件必须对3家以上公司产品做到公平、公正，不能含有对某一公司产品存在歧视性条款。如需要修改的，则返回到医院更改确认。

（5）网上公示招标项目招标文件。招标文件通过专家审核后即可对项目进行公示。公示时间一般为20天。

（6）成立评标委员会。对开标的结果评标。评标委员会由国内该招标产品方面的专家、医院需求方、国际招标代理机构代表等5人及以上单数组成。评标委员会应当严格依据招标文件规定的商务、技术条款对投标文件进行评审，并写出评标报告。

（7）公示评标结果。评标报告上报行政部门审查并经物资采购机构审核后，形成评标结果。评标结果必须在网上公示10天，公示期结束后，评标结果自动生效。

（8）发送中标通知函。招标公司将评标结果分别通知医院和中标公司。医院根据评标结果通知书通知中标公司签订供货合同。

2.公开招标

（1）医院提出购置计划。医院根据整体医疗设备规划，提出相应购置计划。

（2）委托招标公司签订委托协议。委托具有公开招标资格的招标机构招标，并签订委托代理协议。

（3）编制招标文件。医院根据前期的市场调查、专业调研及医院的实际需求，制订招标要求，即招标技术参数和规格，包括设备名称、数量、设备用途、主要规格及系统功能概述、技术参数及要求、商务要求（含备品、配件、技术培训、售后服务、到货期及付款方式）等。招标公司根据医院的这些要求，按照招标的模式，制作招标文件，并返回到医院签字确认。

（4）网上公示招标项目。招标文件经过医院签字确认后即可对项目进行公示。公示时间一般为20天。

（5）成立评标委员会对开标的结果评标。评标委员会由省市内该招标产品方面的4名专家和1名医院需求方代表等5人组成。评标委员会应当严格依据评标原则及程序进行评审，写出评标报告。

（6）公示评标结果。评标报告上报行政部门审查并经物资采购机构审核后，形成评标结果。评标结果必须在网上公示10天，公示期结束后，评标结果自动生效。

（7）发送中标通知函。招标公司将评标结果分别通知医院和中标公司。医院根据评标结果通知书，通知中标公司签订供货合同。

3.医院邀请招标

购置单价10万元以上至100万以下的医疗设备，均可采取医院内部邀请招标的形式进行采购。实施医院邀请招标由医院设备招标委员会负责。招标主要由如下程序组成：

（1）编制招标文件。编制招标文件即制订标书。编制招标文件是根据实施招标前的专业调研情况而定，并由医院临床工程技术人员、临床使用科室主任及该项目的负责人共同编写。

（2）成立评标委员会。评标委员会中必须有临床使用科室主任及负责该项目的相关人员，同时医院主管设备的院长、临床工程部门负责人、临床工程技术人员、监督审计科科长等人员也必须参加。医院应选派思想好、作风硬、业务精、纪律强的人员参与评标。评标专家的组成是在开标前，由医院招标委员会在设备采购监审委员会负责人的监督下从专家库中随机抽取；当被抽中人员不能参加评标时，可在专家库内再抽取人员，组成评标委员会，总人数为奇数，以利于表决。评标委员会名单在开标前应当保密，不得泄露。

（3）开标、评标及中标。

①开标：招标文件经医院审核批准后即可发售，投标厂商根据招标文件拟定投标文件并按规定期限投标。为了确保开标进行，在开标前应制订开标程序，确定主持人、唱标人、监标人、记录人员及协调人员。确定各项内容的先后顺序、评标的方法和评分标准。按照开标秩序确定投标公司。投标公司必须有3家以上，如不够则应向有关部门申请并得到许可，方可开标。在设备采购监审委员会的监督下，检查标书的有效性，并当众开启投标文件，宣读投标人名称、设备名称、型号、报价等内容，开标过程应当记录并存档备查。

②评标：开标后，评标委员会对所有的投标文件进行审查评议，对每份投标文件加以分析、评价。评标委员会综合比较各投标设备性能、质量、价格、交货期和投标方资信情况等因素，依据公正、科学、严谨的原则和招标文件的要求进行评标。评标的具体做法如下：

第一，商务评估：商务评估主要是了解投标方公司注册情况、公司资信等。对投标公司要有资格论证：投标进口产品应具有国家市场监督管理总局颁发的进口医疗器械注册证、进口商品安全质量许可证、医疗器械产品注册登记表、企业法人营业执照、医疗器械经营许可证和制造商出具的代理授权函；投标国产产品应具有国家市场监督管理总局颁发的医疗器械注册证、医疗器械生产企业许可证或地区代理销售授权和医疗器械经营企业许可证，缺少任何一项即取消资格，定为废标。

第二，技术评标：技术评标就是评估投标文件中主要技术条件、参数是否满足标书要求；一般技术条件、参数是否合理，对有疑问的条款做详细的记录，并现场质疑。现场质疑时要求投标方代表出席，评标委员会进行商务质疑和技术质疑；对重要问题的质疑，投标方要出具书面澄清材料。

第三，中标：评标专家根据开标报价、评估和答疑等情况进行综合讨论，并发表各自的意见，在充分尊重临床使用科室意见的基础上，选择性能价格最优的中标厂商。各评委按评标的方法和标准分别给投标公司打分，最后汇总，并将结果通报全体评委，分数最高者为中标方。当评委意见不统一时，以投票方式解决。应当场宣布评标结果，并将结果上报院长办公会审核备案。结果批准后，通知中标公司，签订供货合同。

医院邀请招标必须保证整个过程公平、公正、公开。严格遵守国家的法律和法规，确保医院购买的医疗设备是性价比最优的产品。

（三）招标文件编写

招标文件是医院对所需购买医疗设备和厂商各方面要求的实际书面反应，也是投标人投标和评标专家评标的重要依据，因此编写招标文件工作至关重要。编写一份内容完整、条款清楚、表达准确的标书，是一项有难度的技术性工作。

1.招标文件的目录编写

招标文件的编写有相对固定的目录。

第一章：投标邀请书

第二章：投标人须知前附表、合同通用条款前附表

第三章：招标货物说明、技术参数、规格及要求

第四章：评价标准及方法

第五章：投标人须知

第六章：合同通用条款

第七章：合同书格式

第八章：投标文件格式

2.招标文件的具体内容

招标文件包含商务文件和技术文件。具体包括以下内容：招标邀请书、投标须知、设备说明、技术参数及规格、合同条款及合同格式、投标文件的格式等。招标文件中，除了设备说明、技术参数及规格外，其他内容均有相对固定的格

式。而设备说明和技术参数、规格是招标文件的核心，因此这一部分变得尤为重要。

（1）投标邀请书。投标邀请书由招标单位项目负责人签发，内容包含招标单位的名称、地点、联系方式、招标项目和编号、标书发放和投标时间等。

（2）投标须知。投标须知应详细说明对投标人在投标资质、投标文件制作等方面的具体要求，例如，投标某类产品应具备的资质及授权文件、交货期、运输方式、交货地点以及着重指出的说明文件和说明资料。

（3）设备说明。设备说明包含以下内容：医疗设备名称、采购数量、设备用途、售后服务、付款方式等。

（4）技术参数及规格。技术参数及规格是指本次招标设备的技术规格及性能指标、质量验收标准、产品备件及专用工具、一次性消耗品的供应、技术资料和技术服务。其中技术参数包括一般技术参数和主要技术参数。主要技术参数是指所购设备必须达到的技术条件，是整个标书的核心部分。医院在填写主要技术指标时要考虑各方面的实际情况，在满足要求的同时尽量减少主要技术参数的款项，技术参数必须要有3家以上公司的设备能同时达到。

（5）合同条款及合同格式。合同是经济活动的法律依据，由供需双方单位法人或法人授权人签署。因此招标文件中的合同条款应与中标结果签订的合同内容相一致。同时必须明确双方在合同实施过程中所应享有的权利、承担的责任和义务。招标文件中提供的合同格式是今后双方签署合同的草案，一般采用国际、国内通用的标准合同格式，以确保合同条款在应用和理解中的一致性。

（6）投标文件的格式。投标文件的格式要求投标人在编写投标文件时必须有固定的模式。对于投标人来说它是编写投标文件最关键、最具体的内容，特别是技术偏离表和商务条款偏离表，将是评标的重要依据。投标人必须严格按照相关要求，逐条逐句去准备，否则就容易被废标。具体包含如下内容：①投标书；②开标一览表；③投标分项报价表；④备品备件分项报价表；⑤产品销售业绩；⑥设备交货明细表（装箱单）；⑦投标货物技术文件；⑧技术规格响应偏离表⑨商务条款响应偏离表；⑩投标资格证明文件、法人代表授权书、制造商的资格声明、贸易公司（作为代理）的资格声明及制造厂家授权书等各种文件。

3.招标文件的规范特征

招标文件是医院采购医疗设备的正式书面反映，编写成功与否对整个招标工作具有很重要的影响，因此一定要清楚文件的规范性。对招标文件的要求有如下方面：

（1）招标文件所有条款应该明确、条理清楚。

（2）招标文件技术参数及要求反映医院的需求。

（3）招标文件应详细完整地阐述该标项目的技术条款和商务条款，技术服务及质量保证、安装培训及验收标准、随机提供的技术资料、交货期、维修响应时间及零配件的供应，以及付款方式。

（4）招标文件应提出投标方所应准备的投标资料和厂商资质证明材料，招标邀请中明确告知开标时间、地点和联系方式，投标书应密封盖章，逐页签字，一式五份。

招标文件编写完毕后，必须按规定送专家组审核，为保证公平竞争，标书中不得有针对或排斥某个潜在投标方的内容。未经有关部门同意，不得擅自修改已审定的招标文件。

4.招标文件的编写技巧

编写标书的难点主要是设备技术规格、技术参数及加注的条款。技术规格、技术参数体现医院需要哪种性能和功能的产品号部分标明了产品的档次和质量。通过不断的实践证明，只要从以下方面入手，就能编写出高质量的标书：

（1）确定好设备的档次和配置标准。根据前期医院医疗设备购置计划以及医院实际情况和投入资金量，拟定产品的技术规格和配置标准，确定档次和价格范围。

（2）认真做好专业调研。通过对已经购买并具有代表性的用户实地考察，可以准确地掌握产品质量的真实性、可靠性及售后服务保障情况。

（3）选择多家同类产品比较。选择多家同一档次的产品，要求厂家提供产品样本、标准配件等。了解它们的指标和特点。

（4）仔细分析技术规格和性能。标书人员要仔细阅读每一个厂家的产品技术资料，以便分析和比较各个产品的技术规格、性能和配置；弄清同一档次高端产品和低端产品的具体差别，编写出招标产品的技术规格一览表。

（5）合理利用"*"号。"*"号是关键技术参数，对其标注主要是为了防止那些达不到医院拟定档次的产品参与竞标。

5.招标文件的注意事项

招标文件是医院对购买医疗设备性能、技术指标等各个方面的具体要求，编写招标文件工作至关重要。在实际编写过程中，要注意以下方面：

（1）严格遵守"公平"原则。招标文件中技术指标必须要有三家以上公司的设备能同时达到，不能有明显的倾向性，或完全照搬某一厂商的技术指标。

（2）贯彻"实用、先进、合理"的原则。在招标文件中，"*"号具有体现医院购买医疗仪器设备的意愿、规范投标人的选择、限定设备档次的作用。特别是在国际招标中，若有其中一条"*"号不能满足将导致废标。因此在具体加注"*"号项目上，必须慎重、认真对待。既要考虑到设备技术的先进性、产品的成熟性，也要从医院实际需求出发，贯彻"实用、先进、合理"的原则。

（3）要注意把握分寸，善于综合。归纳每个厂家之所长、突出重点、把握要点、注意分寸，不要过分攀高。要运用标书的编写来调动投标人的积极性。否则，不能保证达到招标规定的厂商数量。

（4）语言规范。招标文件的语言要精练、条理要清楚、内容要明晰；不要含含糊糊，特别是技术要求上不能模棱两可、拖泥带水。

五、医疗设备购置的合同签订

（一）谈判、签约的过程

在医疗设备购置过程中，签订合同是一项非常重要、极其复杂的工作，它涉及的内容很广泛。医院谈判代表不仅要具有扎实的临床工程专业知识，还要有法律、经济等相关知识，必须有很强的综合素质。签订合同前，医院要与供货厂家进行艰苦的谈判。

1.谈判的过程

谈判是医院与供应方为了实现医疗设备的买卖就权利、义务进行协商的过程。医疗设备经过选型、论证、效益分析，招标后，双方才可进入洽谈签约过程，这个过程也称为商务性谈判。

（1）谈判的前期准备工作。在医疗设备购置的谈判过程中，事先必须了解谈判信息，拟定谈判计划。通过调查研究、广泛收集资料，为正式谈判做好充分的准备工作。

①收集资料：主要是收集该设备标准配置和报价、可选配件的种类和报价、不同厂商同一档次产品的配置和报价、供应商的信誉与服务能力等资料。收集资料越全面，谈判时医院就会越主动。

②拟定计划：是对所搜集的资料进行认真分析、研究并综合各种因素而制订的计划。收集到的资料一定要进行认真分析，对拟购置医疗设备的功能、性能、配置和价格进行更进一步的了解；同时可以提出在配置外的选配件赠送、质保期的延长、增加设备使用人员和临床工程技术人员的培训等问题。在此基础上，确定谈判目标、拟定谈判方案，明确谈判要达到的目的。

（2）谈判时遵循的原则。谈判时遵循的原则是指在谈判过程中，双方应当遵循的思想和行为准则。

①合法原则：所谓合法是指谈判活动必须符合法律的范畴。在市场经济环境中谈判是一个复杂的求同过程。在这个过程中，利润和利益是矛盾的焦点，在一定程度上涉及个人利益，因而时常会出现欺诈与诱骗、行贿与受贿的违法行为。因此谈判必须建立在一定的法律规范及特定的惯例和道德观念上。谈判双方不能从事违法的交易，不能以牺牲单位的利益为代价，假公济私或损公肥私。

②平等互惠、友好协商原则：买卖既是矛盾的对立体，又是需求关系，具有互融性。谈判的目标是要双方满意，谈判双方应当清楚，任何一方都应该让出一定的利益给对方，而不是独占利益。只有遵循平等互惠、友好协商的原则，才能使谈判在真心诚意的基础上进行。但是应该争取的利益还是要据理力争，不要无原则地让步。

③灵活原则：是指在谈判过程中不能太过于教条，应当抓住重点，把握分寸；应当学会妥协，因人、因时而异，通过适当的妥协、让步达到预期的目的。

2.签约的过程

经过谈判、友好协商，在双方意见达成一致后即可签订合同，在签订合同时要注意检查各项内容是否有差错，当确认准确无误后签字盖章。如果双方在付款、安装、维修、人员培训等方面有具体要求，可以在合同之外以备忘录或协议书的形式作为合同的附件。

（二）订购立合同的具体内容

订立合同时必须遵守守法、平等、自愿、公平及诚实信用五大原则。合同的内容即合同的条款，它是订立合同的主要方面，合同的内容完整而具体，有利于合同的履行，一旦发生纠纷，也便于明确双方的责任。一般包括以下内容：

第一，买卖双方名称和地址。买卖双方名称和地址是关于合同主体的规定，明确主体才能确定合同双方的权利和义务，出现纠纷时也能准确地确定责任人。

第二，货物名称。货物名称是双方当事人权利义务指向的对象。订立合同时，货物名称必须明确、具体、尽量统一，必须是双方认可、行业内允许的名称。

第三，数量、标准与计量。数量、标准与计量是合同中最重要的条款之一，在合同中应明确规定数量，以免出现合同纠纷，如果带有易耗品、配件、工具等也要标明数量。合同项下交付的货物应符合招标文件中"招标货物技术规格、参数及要求"所述的标准，如果没有提及适用标准，则应当按照对买方有利、符合中华人民共和国有关权威机构颁布的最新版本的相应标准。除非招标文件中另有规定，否则计量单位均采用中华人民共和国法定计量单位。

第四，交货地点及时间。交货地点及时间根据合同谈判或招标文件的相关规定而定。卖方通常在合同规定的交货期前五日以传真形式通知买方。

第五，包装与标记。卖方应根据合同货物的不同形状与特点，对所提供的全部货物均应按标准保护措施进行包装，以防止货物在运转中损坏或变质。这类包装应采取防潮、防晒、防锈、防腐蚀、防震动及防止其他损坏的必要保护措施，从而保护货物能够经受多次搬运、装卸及长途运输。根据货物的特点和运输的不同要求，卖方应在包装箱上清楚地标明"小心轻放""此端朝上，请勿倒置""保持干燥"等字样和其他适当的标记。

第六，运输和保险。卖方负责办理将货物运抵规定的交货地点等一切运输事项，相关费用应包含在合同总价中。卖方应在合同货物起运前或同时对装运的货物向保险公司投保。该保险应覆盖合同货物自卖方的发运仓库起至买方指定的安装现场开箱验收完毕止。

第七，备件、专用工具、资料及其他。合同中应规定卖方应提供买方要求的有关合同项下的备品备件及其他。

第八，服务合同条款。服务合同条款必须包含卖方应提供的各项服务，例如，提交所供货物的技术文件：产品目录、图纸、操作手册、使用说明、维护手册或服务指南；对买方人员进行培训。卖方提供的服务费用应含在货物的合同总价中，买方不再另行支付。

第九，质量保证合同。质量保证合同规定卖方应保证合同项下所供货物是全新的、未使用过的，技术水平是先进的、成熟的，并完全符合合同规定的数量、质量、工艺、设计、形式、规格和技术性能，满足合同技术规范的要求。卖方还需要保证，合同项下提供的全部货物不存在设计、材料或工艺上的缺陷。货物在其正确安装、正常使用和保养条件下，在其使用寿命期内应具有满意的性能。除非招标文件中另有规定，否则质量保证期为产品安装验收合格之日起至少1年。

第十，检验和验收。买卖双方根据货物的技术规格要求和质量标准，选定双方认可的法定质量检测机构对货物进行检查验收。验收费用应包含在合同总价中，买方不再另行支付。

第十一，合同价格。买卖双方所签合同货物的单价和总价是按合同交货期交货的最终结算价，不受任何条件因素的影响，在整个履行的合同期间有效。

第十二，支付币种。合同中规定常规以人民币支付。

第十三，履约延误。卖方应按照招标文件中确定的交货期完成交货和提供服务。在履行合同过程中，如果卖方遇到妨碍按时交货和提供服务的情况时，应及时以书面形式将拖延的事实、可拖延的时间和原因通知买方。买方在收到卖方通知后，应尽快对情况进行评价，并确定是否通过修改合同延长交货时间。如卖方无正当理由而拖延交货，将受到没收履约保证金、加收误期赔偿费或违约终止合同等方面的制裁。

第十四，违约赔偿费。如果卖方没有按照合同规定的时间交货和提供服务，或买方没有按照合同规定的时间付款，都要给对方赔偿。

第十五，不可抗力。买卖双方因不可抗力而导致合同实施延误或不能履行其他合同义务时，双方由此产生的损失不得向对方提出索赔要求，也不承担误期赔偿费或终止合同的责任。不可抗力事件包括但不限于战争、严重火灾、洪水、台风、地震及双方约定的其他事件等。

第十六，争端的解决。在执行本合同中发生的或与本合同有关的一切争端，双方应通过友好协商解决，如协商不能达成协议时，任何一方可以提请法律仲裁。

第十七，适用法律。合同应按照中华人民共和国的现行法律进行解释。

第十八，合同生效及其他。合同应在双方授权代表签字并加盖双方公章和买方收到卖方提交的履约保证金后（如果需要的话）生效。合同有效期至双方均已完成本合同项下各自的责任和义务止。

（三）招标合同中的有关术语

第一，合同。合同系指买方和卖方签署的、合同格式中载明的买卖双方所达成的协议，包括所有的附件、附录和招标文件所提到的构成合同的所有内容。

第二，合同价。合同价系指根据合同规定卖方在正确地履行完合同义务后，买方应支付给卖方的价格。

第三，买方。买方系指标书的购买货物和服务的法人或其他组织。

第四，卖方。卖方系指与买方签订本合同协议书并提供合同项下货物和服务的公司或实体。

第五，天。天系指日历天数。

第六，原产地。原产地系指货物的生产所在地，或提供辅助服务的来源地。

第七，验收。验收系指买方依据招标文件的要求、卖方投标文件的承诺及本合同的规定，接受卖方所提供货物时应依据的程序和条件。

第八，质量保证期。质量保证期系指本合同项下的货物从最终验收合格后至该设备招标文件中规定的时间。

（四）进口医疗设备的外贸合同

医院进口部分医疗设备时，不能直接跟外商签订供货合同，必须按照国家对机电产品进口管理的规定和要求，办理好各种相关的进口手续后，委托给具有进口经营权的外贸专业公司对外签订进口贸易合同，这种合同简称外贸合同。

1.外贸合同的内容

外贸合同涉及的法律关系非常复杂，包括运输、国际保险、国际支付、海关、商检及外贸管制等方面，具有很大的风险性。为了控制风险，防止内容或文字上造成的疏漏，一般使用标准合同，即"格式合同"。其主要内容包括约首部分、基本条款、约尾部分。

（1）约首部分：一般包括序言、合同名称、合同编号、缔约双方名称、地址、电话和传真号码等项内容。

（2）基本条款：这是合同的主体，其中包括品名、品质规格、数量或重量、包装、价格、交货日期、装运口岸、目的口岸、运输、保险、付款方式、检验、索赔、不可抗力和仲裁等项内容。商定合同主要就这些基本条款如何规定进行磋商，达成一致意见。

（3）约尾部分：一般包括订约日期、订约地点和双方当事人签字等项内容。

2.外贸合同的签订

外贸合同在医院办理齐全机电产品进口手续后，由所委托的外贸专业公司负责签订。为了提高履约率，在规定合同内容时应考虑周全，力求使合同中的条款明确、具体、严密和相互衔接，且与磋商的内容一致，以利于合同的履行。外贸合同要有正本和副本，正本由外贸专业公司存档，副本交给医院保存。医院收到后要认真仔细地核对，发现问题应尽快向签订合同的外贸公司反映，并及时修改。

（五）签订合同的注意事项

经过招标、谈判双方达成一致意见后，就要签订供货合同。虽然《中华人民共和国合同法》已明确规定了各种合同的条款、格式和相应的具体内容，但是我们在签订合同时还有很多需要注意的事项。

第一，认真签订合同。合同是供需双方经济贸易中具有法律效力的重要文件，合同签订双方要对合同负责，任何一方违反合同规定，应受到经济和法律的制裁。因此在医院购置医疗设备时，一定要认真签订供货合同，其各项条款必须严谨明确，责任分明，要把谈判中所包括的内容准确地反映在合同中，以免在执行时发生问题，无法解决。

第二，认真做好谈判工作。谈判是签订合同前的重要内容，谈判时既要坚持原则，又要灵活处理。对影响功能、技术指标的重大问题不能让步，对不影响设备质量的问题可以做一些让步，以达到互惠互利的原则，使双方取得一致的意见。

第三，认真履行合同。合同签订以后，要及时通知使用部门、财务部门及有关领导；告知到货时间，做好接货、验收安装准备工作。

第四，严把外贸合同关。进口医疗设备的订货合同签订过程比较复杂，涉及国际法律及国际贸易习惯做法和双方谈判等，应有外贸人员参与共同完成外贸合同的签订，同时应与外贸公司签订委托进口代理协议。

第五，注重售后条款。保质期是对产品质量的保障，在保质期内若出现产品质量问题，应当无偿予以更换。保修期是对产品维修的保证，在保修期内出现设备工作不正常时，应该负责免费维修。保质期和保修期是两个截然不同的概念，保质期强调品质的承诺，保修期主要是服务保证。因此在签订涉及售后服务的条款时，一定要强调是保质期，而不是仅仅一年的保修期。同时设备在安装验收合格后，要及时使用，以便在保质期内及时发现性能和功能等潜在的质量问题。

第六，及时纠正合同。如果合同履行将会损害国家利益和社会公共利益，双方当事人应当及时变更、中止或者终止合同。有过错的一方应当承担赔偿责任；双方都过错时，各自承担相应的责任。

六、医疗设备购置的供应商管理

供应商的选择与管理是医院在医疗设备购置工作中的重要环节。医疗设备质量关系到患者的生命和医院的声誉，在购买和验收过程中，应当把选择供应商纳入计划中，医院临床工程部门人员要熟悉医疗设备生产厂家与医疗设备销售模式，了解相关的法律法规，通过规范的选择程序，确定良好的供应商作为战略性合作伙伴，与医院共担风险、共同发展。

（一）供应商应具备的资质条件

1.医疗设备生产企业应当具备的条件

（1）生产条件。医疗设备生产企业应当具备与所生产医疗设备相适应的工程技术人员和技术工人，厂房、设施、协作配套条件及卫生环境，生产技术管理规程，质量保证体系，符合国家对医疗设备生产管理的有关要求和规定。

（2）证件。医疗设备生产企业应当具备营业执照，第二、三类医疗器械生产准许证，国家颁发生产许可证。生产许可证有效期一般为5年。进口产品应具有国家市场监督管理总局颁发的进口医疗器械注册证、进口商品安全质量许可证、医疗器械产品注册登记表。

2.医疗设备经营企业应当具备的条件

（1）经营必备的条件。医疗设备经营企业应当具备与所经营医疗设备相适应的经营场所、仓储设施、卫生环境和检测手段，具备相应资质的质量检验人员和销售人员，具备经营所需要的资金，符合国家对医疗设备经营管理的有关规定。

（2）经营必备的证件。医疗设备经营企业应当具备营业执照、医疗器械经营准许证（有效期5年）；所经营产品的生产许可证及厂家授权经营的代理授权函相关证件。经营的进口医疗器械必须具备国家批准进口的相关证件。经营第三类医疗器械的企业必须向有关部门备案；对售出的保修期内的医疗器械必须负责维修或调换；对经过调试不能达到产品标准的必须给予退换。

（二）供应商的销售方式与管理内容

1.供应商的管理内容

供应商的优劣直接影响到医疗设备的应用及成本控制，因此要全方位加强医疗设备供应商的管理。

（1）合理选择供应商。

①选择能提供性价比最高产品的供应商：选择供应商的首要条件是其供应的医疗设备质量可靠，故障率低。其次，在产品质量可靠的前提下，应当选择性价比最好的医疗设备，在选择供应商时，设备价格的高低与购买的数量和付款时间有直接关系。

②选择交货及时的供应商：交货及时是选择供应商的基本条件，对于大型进口医疗设备，更应严格执行合同规定的交货时间。

③选择服务和信誉好的供应商：整体服务水平高、履行合同的承诺能力强，是医疗设备及时安装到位、后期服务到位的保障。

（2）建立新型的、良好的供应商合作关系。在我国，随着市场经济的不断完善，传统的、简单的医院与供应商买卖关系已经转向医院有选择地与部分供应商建立战略伙伴关系。随着知识、信息应用日趋强化，高新技术的医疗设备更新换代速度加快，各种新型医疗设备很快即可应用，使得过去供应方式不能适应。医院为了持续发展，急需质量安全可靠、持久性技术支持的合作。因此新形势下的供应商关系不仅仅是竞争，更是着眼于长久的合作关系。医院与部分供应商建立战略伙伴关系，建立共同目标，制订共同战略发展计划。通过战略伙伴关系，提高供应商的供应质量和保障能力，有利于医疗设备在临床上的应用，最大限度地发挥效益，最终实现"双赢"。

（3）综合评价机制。

①内部评价：由医院临床工程部门、临床业务科室、财务、审计等部门相关人员组成小组，参与讨论、共同评价与选择。同时也可邀请院外的相关专业人员参与选择。

②综合评估：通过使用直观判断法、评分法、加权综合评分法等对供应商进行全面的综合评估。

③建立供应商信息库，实现信息化管理：对供应商的名称、地址、联系电话、信誉等级、所经营产品、价格、货物运输时间、售后服务、合同与发票管理等方面进行信息化管理，并最终实现程序化、规范化管理。

2.供应商的销售方式

（1）直接销售。直接销售模式是指厂方不经过中间环节，直接向用户销售。一般情况下，大型医疗设备尤其是甲、乙类医疗设备等高、精、尖产品，大多以直销为主。这种销售模式要求厂家具备比较庞大的销售队伍和销售网络来保证企业的市场占有率。设备的安装调试、维修等工作由厂家直接承担，厂家直接销售一般为出厂价。

（2）代理商。代理商是指不拥有商品所有权的中间商。代理商的职责是将厂家的设备卖给批发商或最终用户，同时会提供一些技术服务。代理商一般没有库存，所以代理商实际上是推销商。生产厂家接到代理商的订单以后直接向用户发货。

（3）经销商。经销商是指拥有商品所有权的中间商，也称为一级经销。经销商与生产厂家签有一定任务额度的经销合约，并根据合约向厂家订货，然后以自己的名义销售。经销商除了承担购货风险外，还要有存货、促销、宣传、广告，以及给用户提供信贷、发展和维修服务等。中小型医疗设备多采用这种方式销售。

（4）二级经销商。二级经销商即分销商，分销商与经销商签有一定任务额度分销合约，并根据合约向经销商购货，然后以自己的名义销售。分销商除了承担购货风险外，还要有存货、促销、宣传、广告及给用户提供信贷、发货和维修等服务。

第二节　医疗设备的临床安全管理

医疗安全、医疗质量是医院发展的重中之重，是医院管理工作中永恒的主题，它直接关系到患者的健康。目前，医疗设备在临床使用过程中，因质量问题和维护不当而引发的不良事件日益增多。因此，如何保障医疗设备临床使用安全，进一步保证医疗安全，是当前医疗卫生机构目前面临的重要问题之一。

一、医疗设备临床使用安全管理

医疗设备临床使用安全管理是指医疗机构在医疗服务中涉及的医疗设备产品质量、使用人员、操作流程、技术规范、设备环境等的安全管理。医疗设备使用安全是保证医疗质量的前提，其根本目的是贯彻预防为主的方针，为提供优质的医疗服务创造技术条件。加强医疗设备临床使用安全管理工作，可以有效降低医疗器械临床使用风险，提高医疗质量，保障医患双方合法权益。

（一）医疗设备临床使用安全的影响因素

医疗设备安全问题在国内一直没得到相应的重视。医疗设备的使用环境、设备本身的质量、设备对环境和人体的影响等多方面因素直接或间接关系着医疗设备的安全问题。

1.环境安全因素

（1）温度：医疗设备在工作时，其内部的电子元器件做功产生热量，当温度过高时，常常引起设备故障，严重的会引起火灾。

（2）湿度：医疗设备的工作环境要求必须干燥，湿度过低或过高都会影响设备的性能。湿度过低可引起设备的某些材料变形、扭曲，造成故障；湿度过高会导致元器件电器性能变坏、精密部件生锈而降低性能。特别是在南方梅雨季节，很多水汽凝结在设备的电子元器件上，引起芯片管脚之间绝缘度降低，易引发短路或高压打火故障，从而造成设备损坏。

（3）灰尘：静电感应可使灰尘附着于元器件表面，既影响元器件的散热，又影响其电气性能。如大型设备的电源，若灰尘附着过多，会影响风扇的转数，阻碍其内部散热，进而影响其工作功率，导致设备出现无法开机等故障。

2.电气安全因素

医疗电气安全是医疗设备应用安全和质量保证的最基本的安全要素。医务人员及患者与医疗设备的接触频繁，人体经常会直接或者间接地接触带电设备，尤其是一些手术、急救设备，如高频电刀、呼吸机、除颤仪等，如果没有电气安全保护会带来很多危险。一旦发生电气安全事故，不但设备本身损坏，更严重的是危及医患人员的人身安全。

在采购过程中应选择通过EMC测试的医疗设备；在医疗设备安装场地布局中应考虑设备之间的相互干扰和影响；认真分析各种设备的电磁兼容性问题，在制订设备的操作规程时明确使用方法和注意事项，避免相互干扰和影响。

3.辐射安全因素

医疗设备必须遵照国家相关规定进行机房设计、施工，经专业机构检测合格后方可使用。危险标识：在机房入口处设置明显的警示标志，警告哪类人员不能靠近或禁止入内，提醒进入操作区的注意事项以及可能造成的危害。工作状态警告：设备在工作状态下给人体造成的伤害，应在明显处设置状态指示灯。操作人员必须严格遵守各项操作规程，减少患者所接受的辐射剂量；放射工作人员需要佩戴放射剂量卡，并定期接受检测。

4.环境设施因素

医疗设备要正常医疗，还应配备相应的环境设施。医用耗材的管理需要跟库房配套，且根据存放物品的要求提供能够保证温度、湿度、存放高度和其他存放要求的条件。技术维护维修需要跟检修室配套，包括精密仪器维修室和机械维修室等。质量检测需要跟检测室配套，能够保证供电、地线、屏蔽、防静电等专业要求。专业设备包括示波器、万用表、直流稳压电源、集成电路测试仪等基础检修设备；检测设备包括心电信号模拟器、血压模拟器、气流测试仪、液流测试仪、电气安全检测仪等；机械维修设备包括车床、钻床、电氧焊设备等。

（二）医疗设备临床使用安全管理的主要内容

医疗设备临床使用安全管理的主要内容包含医疗设备的准入与评价管理、医疗设备临床使用管理和医疗设备临床保障管理，管理的核心是医疗设备的安全和质量控制。医疗机构应采取有效的措施确保进入临床使用的医疗设备合法、安全和有效。医疗设备投入临床后，临床使用安全则主要体现在医疗设备临床使用管理和医疗设备临床保障管理两个方面。医疗设备临床使用管理包括设备的操作培训、使用人员的资质、操作使用规范、使用安全的考核和评价、不良事件的监测、应急事件的处理与预案等；医疗设备临床保障管理包括医疗设备的验收、校准、检测、维修和保养、档案管理、维护信息的分析、效益分析与风险管理等。

1.医疗设备准入的具体管理

（1）设备购置。对医院计划购买的设备应从医院整体发展规划上考虑。重点学科和特色科室应优先配置，以便发挥其学术带头作用，保持其在技术上的领先地位，以利于医院的长期发展。

（2）设备验收。医疗设备验收是授权工程技术人员依据相关法律文件（合同、招投标书）对购进的医疗设备从外包装到内在质量进行核查核对，它分为硬件验收和软件验收。

硬件验收：医疗设备在硬件验收时，要严控把关，一般程序为：外包装检查，开箱验收，数量验收，质量验收。从合同内容出发，严把产品的外观完好状况，设备的技术参数是否履行合同内容，设备的各种附件是否齐全，设备的各项检验检测报告、入关手续、中英文说明书、维修手册是否齐全。

软件验收：按照设备的说明书及技术文本，检查设备各项技术性能是否到达规定要求，是否能够实现合同约定的技术参数规定，对每一项技术指标进行详细认真的检测，并对检测的数据做详细记录和分析，以此作为质量控制的依据和医疗设备档案管理的重要组成部分。

医疗设备的验收应有设备管理部门、临床工程部门、使用科室等医院相关部门及厂商代表共同参加，如要申请进口商检的设备，必须由当地商检部门的商检人员参加。验收结果必须有记录并由各方共同签字。质量验收应按生产厂商提供的各项技术指标或按招标中承诺的技术指标、功能和检测方法，逐项验收。对大型医疗设备的技术质量验收，应由有资质的第三方机构进行。工程技术人员应对验收情况进行详细的记录并出具验收报告，严格按合同的品名、规格、型号、数量逐项验收。对所有与合同不符的情况，应做记录，以便及时与厂商交涉或上报商检部门进行索赔。到货时与相关人员依据合同及发票、送货单，进行及时验收和入账。

（3）设备安装、调试。医疗设备的安全调试工程要符合国家制定的相关标准。医疗设备的安装调试过程比较复杂，与每台医疗设备的结构、原理、制造商及型号规格都有关联。在实际安装调试过程中，要以制造商提供的安装调试要求为基础，辅助厂家工程师完成，通用要求如下：

第一，参加安装调试人员要熟悉安装、使用说明书，了解国家相关标准的要求，了解医疗设备性能，做好安装调试的各项准备工作。要检查电源、地线是否符合要求；有水源要求的医疗设备要事先检查水压流量；有放射源的医疗设备要按照要求事先测试防护要求。

第二，大型医疗设备如DSA、CT、MRI、直线加速器等，因价值高昂，在进行安装调试前应当组成专门的小组，按合同规定厂方要派专门人员进行安装调试，并对使用和维修人员进行技术培训。

第三，医疗设备在调试时要按照说明书要求进行，应对医疗设备的各项技术功能（包括软件功能）逐一调试。

第四，调试过程中，使用操作人员应熟悉关键的技术问题；根据不同的医疗设备及要求，可以安排专题技术讲座，进行深层次的技术讨论；调试时应当安排连续开机，以验证医疗设备的可靠性。

第五，安装调试完成，医疗设备能够正常运行，有关人员要做好安装调试记录，要求厂家出具安装调试报告，报告内容应包含设备的实际运行参数等指标，并对安装调试中出现的问题和解决方案记录在案。

2.医疗设备的临床使用管理

（1）医疗设备的分类

按照实际应用分为三大类，即诊断设备类、治疗设备类及辅助设备类。

①诊断设备类：可以分为影像诊断类，如PET-CT、CT、MRI、DSA、SPECT、超声诊断仪、医用X线摄影设备（含X线机、CR、DR）等；电生理类，如心电图机、脑电图机、肌电图机等；物理诊断类，如体温计、血压表、显微镜、测听计、各种生理记录仪等；实验诊断类，如血细胞计数仪、生化分析仪、免疫分析仪等；内镜类，如胃镜、肠镜、气管镜等。

②治疗设备类：可分为生命支持类，如心脏除颤起搏器、呼吸机、输液泵等；手术治疗类，如麻醉机、手术导航系统、微创手术系统、手术显微镜等；放射治疗类，如直线加速器、钴^{60}治疗机、后装治疗机等；理疗类，如光疗设备、电疗设备、超声治疗等；激光类，如皮肤激光治疗仪、眼底激光治疗仪等；透析治疗设备，如透析机、血滤机、水处理设备；冷冻类，如半导体冷刀、气体冷刀

和固体冷刀等；其他设备，如高压氧舱等。

③辅助类设备：包括消毒灭菌设备、制冷设备、中心吸引及供氧系统、制药机械设备、血库设备、病房护理设备（病床、器械台、器械柜、推车、氧气瓶等）、手术室辅助设施（手术床、无影灯、医用吊塔）、医用软件等。

（2）制定医疗设备管理制度，规范操作流程，使设备的管理系统化、规范化，使医疗设备得到有效利用。为加强医疗设备临床使用安全管理工作，降低医疗设备临床使用风险，提高医疗质量，保障医患双方合法权益，根据《医疗器械临床使用安全管理规范》的规定和要求，由医院医疗器械质量安全管理委员会制订本制度。

①医疗器械临床使用安全管理是指医疗机构医疗服务中涉及的医疗器械产品、人员、制度、技术规范、设施、环境等的安全管理工作。

②为确保进入临床使用的医疗器械合法、安全、有效，对首次进入医院使用的医疗器械严格按照医院的要求准入；严格按照相关法律法规采购规范、入口统一、渠道合法、手续齐全的器械；将医疗器械采购情况及时做好对内公开；对在用设备及耗材每年要进行评价论证，提出意见及时更新。

③医疗器械采购、评价、验收等过程中形成的报告、合同、评价记录等文件应进行建档和妥善保存。

④从事医疗器械相关工作的技术人员，应当具备相应的专业学历、技术职称或者经过相关技术培训，并获得国家认可的执业资格。

⑤对医疗器械临床使用技术人员和从事医疗器械保障的临床工程技术人员建立培训、考核制度。组织开展新产品、新技术应用前规范化培训，开展医疗器械临床使用过程中的质量控制、操作规程等相关培训，建立培训档案，定期检查评价。

⑥临床科室使用医疗器械时应当严格遵照产品使用说明书、技术操作规范和规程，对产品禁忌证及注意事项应当严格遵守，需要向患者说明的事项应当如实告知，不得进行虚假宣传，误导患者。

⑦医疗器械出现故障时，使用科室应当立即停止使用，并通知临床工程部门按规定进行检修，经维修仍然达不到临床使用安全标准的医疗器械，不得再用于临床。

⑧发生医疗器械临床使用不良反应及安全事件时，临床科室应及时处理并上

报质控科及委员会，由质控科上报上级卫生行政部门及国家市场监督管理总局。

⑨临床使用的大型医用设备、置入与介入类医疗器械名称、关键性技术参数及唯一性标识信息应当记录到病历中。

⑩制定医疗器械安装、验收（包括商务、技术、临床）、使用中的管理制度与技术规范。

⑪对于在用医疗设备的预防性维护、检测与校准、临床应用效果等信息进行分析与风险评估，以保证在用医疗设备处于完好与待用状态。预防性维护方案的内容与程序、技术与方法、时间间隔与频率，应按照相关规范和医疗机构的实际情况制订。

⑫在大型医用设备使用科室的明显位置必须公示有关医用设备的主要信息，包括医疗设备的名称、注册证号、规格、生产厂商、启用日期和设备管理人员等内容。

⑬遵照医疗设备的技术指南和有关国家标准与规程，定期对医疗设备的使用环境进行测试、评估和维护。

⑭对于生命支持类设备和相关的重要设备，应制定相应应急备用方案。

⑮医疗设备的保障技术服务全过程及结果均应真实记录并存入医疗设备的信息档案。

（3）医疗设备临床使用评价。

①使用评价的意义。任何医疗器械在临床使用过程中都不是绝对安全的或者说是零风险的。医疗器械被批准上市前进行的临床评价过程只是通过研究或者试验，认为其已知风险和已知效益相比是一个风险可以接受的产品。由于上市前的临床试验存在时间短、试验例数少、试验范围小等问题，产品可能存在的隐性缺陷并没有在临床验证过程中出现。这些潜在风险只有在医疗器械投入市场后进行长期大量的临床使用才能发现。因此，上市后的医疗器械的使用评价是确保其安全有效运行的重要依据，也是医疗器械安全监管工作的重要组成部分。临床工程师作为医疗器械从采购、安装验收、定期的维护保养、维修一直到报废的全生命周期中的管理者，将根据医院和自身的实际情况来探讨一些比较实用可行的评价方法。

②使用评价的内容。医疗器械使用评价的范围非常广，通常它涵盖了性能评价、可靠性评价、功能使用评价、安全性评价、经济效益评价、售后服务评价

等。

第一，性能评价。"医疗器械性能评价指临床医疗工作中对医疗器械的性能检测及质量再评价。医疗器械性能检测是医院医疗质量的重要保障，同时性能评价也是减少设备故障发生概率、降低使用风险的有效手段，是医疗设备质量控制体系的重要组成部分。"[1]性能评价包含验收检测、定期检测、维修检测以及质量再评价等。

验收检测是指医疗器械到货安装后正式投入使用前所进行的测试，其目的是检查医疗器械各项技术性能参数是否达到国家或行业的相关要求，是否符合订货合同或投标文件中承诺的各项技术性能指标及设备说明书注明的技术参数。

定期检测是指医疗器械投入正常使用后按计划定期进行的功能、性能测试，以便及时掌握在用医疗器械的安全质量状况，确保设备处于最佳工作状态。

维修检测是指设备发生故障后经过维修工程师维修后，重新投入临床使用前的质量检测，以验证设备是否完全修复，确保维修质量。

在上述检测中关键的是确定检测的内容，测试的方法和检测的设备，当然也要有检测结果的评价。其中检测内容可以从设备的技术说明书及厂家工程师处获得。至于检测设备，若自己单位不具备，可请计量检测部门、各地的质控中心或第三方检测机构来完成，尤其是医院在用的高风险设备和急救设备必须开展医疗器械的性能评价。它是医疗设备质量管理的核心内容之一，也是医疗器械能够安全有效地为患者服务的有力保障。

第二，可靠性评价。医疗器械可靠性评价是根据产品实际应用环境对其可靠性开展的使用评价。对于医疗器械在厂商承诺的使用期限内，作为使用者来说都希望其具有高可靠度、高安全性及低故障率运行的预期，而在医疗器械实际环境中的应用表现可能并非如此。医疗器械可靠性评价可以保障器械稳定运行，保障诊疗水平，减少医疗安全风险。另外，低故障率也能减少维护费用。

医疗器械可靠性工程是为了达到医疗器械及其零部件可靠性要求而进行的可靠性设计、试验、生产和管理等一系列的工作，贯穿整个医疗器械的设计、生产、检验、包装、运输、储存、使用、维修的各个环节，是一项系统工程。在使用阶段，对产品进行有效的管理和维护，维持产品的固有可靠性。对医院临床工程师而言，可通过收集某个产品的平均无故障工作时间、故障率等来粗略评价该

---

①祁建伟.医疗设备管理与技术规范[M].杭州：浙江大学出版社，2018：207.

设备的可靠性。

第三，功能使用评价。在医疗设备购置过程中，如何根据医院实际需求合理配置资源，避免盲目高价引进设备造成浪费，这是一个比较难的问题。使用科室作为申请方总是希望买到的医疗器械功能越全越好，最好把所有的选项功能都买上。比方说基层医院购买最新、最高端的彩色超声成像系统，结果花去了很多经费买了几个永远也不用的功能。要知道通常大型设备选项的一个功能就要几万元到几十万元，最新、最高端的设备往往都带了很多科研软件。这是在很多基层医院根本开展不起来的项目，没有必要去跟风。为避免盲目购买大而全的医疗器械，可以设定一些医疗器械功能使用评价指标：选项功能开展率和选项功能使用率。

选项功能开展率指标：对额外购买的医疗器械的功能选项，在设备安装验收合格后的半年内，选项功能的开展数量占所有功能选项数量的百分比（选项功能开展率=半年内选项功能的开展数量/所有购买的选项功能数量×100%）。

选项功能使用率指标：验收后1年内，选项功能使用人数占该设备总的功能使用人数的百分比（选项功能使用率=1年内选项功能使用人数/该设备总的检查人数×100%）。

医院的职能部门可以规定：在外部条件成熟的前提下，选项功能开展率不低于90%；而选项功能使用率可根据自己医院的实际情况出发设定。

第四，安全性评价。医疗器械通常直接作用于人体，由于大部分患者身体往往处于脆弱状态，很容易受到外来刺激而引起不良反应，因此，医疗器械的安全尤为重要。医疗器械安全性评价即风险评价，是以实现安全为目的，应用安全系统工程原理和方法辨识与分析工程、系统、生产经营活动中的危险、有害因素，预测发生事故或造成职业危害的可能性及严重程度，提出科学、合理、可行的安全对策、措施、建议，并做出评价结论的活动。

医疗器械的安全评价可分为风险识别、风险分析和风险控制。其实在我们的日常工作中会碰到各种各样的风险，如墙装式监护仪的跌落、医疗设备的漏电问题、患者在手术过程中被电刀烫伤等。对于发现的问题，要对它进行认真分析之后，提出针对性的措施去降低这个风险。例如，我们对监护仪支架进行改进并定期检查监护仪支架的牢固度，以此降低墙装式监护仪跌落的概率；定期开展医疗设备的电气安全性检测，及时排除漏电隐患；采用带阻抗检测功能的负极板就能减少烫伤患者的可能性。

临床工程师要善于识别风险，分析风险时要将所有可能的风险都罗列出来，体现分析的充分性。然后，才能采取较为彻底的控制措施。医疗器械安全性评价可以有助于提高医疗机构的安全管理水平，切实提高医疗服务的安全性。

第五，经济效益评价。医疗设备尤其是大型医疗设备的数量和质量是评价医院现代化程度的重要指标。对于教学医院而言，医疗设备更是高质量教育和高水平科研的重要影响因素。医院在医疗设备上的投入是很大的，大量先进的医疗设备的投入使用提升了医院的水平。但是，目前医院中存在部分设备长期停用或者使用率较低旳情况，这严重影响了医疗设备经济效益的发挥。如何加强医院医疗设备的使用效率，是医院有待解决的问题。

现阶段医疗设备配置中的主要问题有：①大型设备使用不合理导致资源浪费；②由于强调设备的技术先进性，而忽视设备的实用性和应用条件，设备在实际工作中使用率过低及经济效益过低；③大型医疗设备的市场需求与政府的资源配置之间存在矛盾，一边在增加高档大型医疗设备的数量，一边又在不断地浪费其资源，这就让卫生管理部门配置审批的压力增加；④部分设备的购置可行性研究比较随意，购前不经过可行性分析或论证不充分，有些甚至没有进行可行性研究和论证。一些大型设备的实际利用率和成本回收期等指标都远远低于预期值。

首先，医院如何开展医疗设备效率与效益分析，见表3-1。

表3-1　开展医疗设备效率与效益分析

类别	内容
主要评价指标	为了更好地使用好、管理好医院的设备，要依据医疗设备的使用性质做好使用率、故障率、完好率、资产利润率、效益等级以及估计回收期等经济效益的数据统计与分析计算工作。设备效率、效益的跟踪分析，是设备科学管理最重要的内容之一，它不仅帮助设备的使用部门提升了设备管理水平，还为医院的设备主管部门引进并调控设备提供了决策依据
医疗设备的使用率	在医疗设备经济效益评定中，使用率的计算应对不同类型的设备有不同的计算方法。通常，基础类设备的使用公式为：医疗设备的使用率=（实际使用天数/应使用天数）×100%。应使用天数是指该设备在该医疗机构每月应该正常使用的天数，它也不是一个常数（有的设备应是每周为7天，有的设备每周则为5天）。而对于大多数医技诊断检查设备则使用以下公式统计分析：医疗设备的使用率=（总检查人数/应检查人数）×100%，公式中的应检查人数一般采取由前三年平均数值来结合年度使用的增减趋势从而综合确立，即使是同一类设备在不同使用部门，其标准值也是不同的。对于24小时使用的监护仪类设备，应按小时来计算：医疗设备的使用率=（总使用小时+24+应使用天数）×100%。通过对各种设备使用率的统计，可以真正了解设备的运转情况，对是否要增加设备提供了有效的依据。在使用率的计算实践中，要根据具体问题具体分析的原则，不同的设备使用的方法是不一样的，应该对类型不同的设备使用不同的计算方法，对一些设备进行这样的统计十分合理，但此分析方法未必适合其他设备
医疗设备的完好率与故障率	在医疗设备的经济效益评定中完好率计算公式：完好率=（应开机工作日-故障停机日)/应开机工作日×100%，完好率=1-故障率。由于在实际工作中医院医疗设备的故障率是较难计算的，很多时候医疗设备故障只是由外部原因或操作人员本身的操作错误引起，也可能是显而易见的故障，整个故障的维修时间也只不过几分钟或十几分钟，所以这种情况就很难用上述公式来计算。一方面，我们可以自己定义一个规矩，比如维修时间小于30分钟的不计入维修。另外，也可以用下面的公式来计算故障率：故障率=（检修+等待时间）/应使用时间×100%。这样的话时间单位可以变小，计算更精确。通过对设备故障率的分析统计，可按照设备故障的凹形曲线分布图判断设备是否需要购买保修，是否需要替换，并及时调整维修的策略以保证临床使用的要求
医疗设备回收期与经济效益	投资回收期是为了帮助科室预测某种设备在多长时间可以收回成本，从而推动工作人员采取更多、更积极的办法来提高设备使用率。回收期=设备原值÷月利润÷12；月利润=月诊断检查人次×收费标准-月成本费用。为能较正确地估计回收期，可以利用一个时间段的月平均利润来代替月利润计算。计算医疗设备成本支出的费用应包括运行设备费（气、水、电等费用），材料费，人员费，辅助设备费，房屋费，折旧费，维修费以及管理费等。回收期能直观说明该设备的经济效益以及资金回收的速度

开展医疗设备经济效益分析应注意以下问题，见表3-2。

表3-2　开展医疗设备经济效益分析的问题

类别	内容
标准值应为医院内标准或者行业标准	医院根据本身管理需要且参照历史数据而设定。不同科室中的相同设备的使用标准并不一定相同，所以确定标准值对医疗设备使用情况的合理评估至关重要
强化医疗设备的效率统计分析	医疗设备的效率统计分析能够使医院更加准确地分析与判断一定时期中设备的运行情况，并找出管理上存在的薄弱环节，给制定与实施管理决策、调整管理方法提供科学严密的依据
设备绩效评价的关键是数据的真实性	在医疗设备的经济效益分析中各项数据的真实性与否是决定这项工作成功与否的关键。因此，在开展工作之前就因建立相应制度以监督科室真实填写相关数据，设备管理部门应联合财务部门进行严格审核，确保基础数据提取的真实性，有条件的医院可以借助医院信息系统来进行基础数据的提取
合理确定评价指标	对医疗设备经济效益评价指标的选取应遵循一定的原则：①可操作性，即对绩效评价指标事先进行可行性分析和调研，保证所需的数据采集能够顺利完成；②指标必须具备可测量性和可重复性，能够进行定量描述；③独立性，即评估指标应有严格界定，其定义必须明确，避免指标之间在意义上混淆和交叉

其次，提高医疗设备效率与效益的方法，见表3-3。

表3-3　提高医疗设备效率与效益的方法

类别		内容
确保医疗设备的完好率	坚持设备巡查	医疗设备巡查是指定期（通常周期较短，如每周或每月，有别于预防性维护和检测的周期）对临床科室使用医疗设备区域进行巡视、检查，并与设备操作人员沟通了解目前在用医疗设备的工作状况和使用情况。医院科室较多，除了常见的设备，不同科室的设备具有很大的差异性。所以，需要对医疗器械进行分类，根据其使用情况进行必要的巡查，巡查的主要内容是运行状态，发现机器存在问题时及时处理，以免出现大的故障从而造成机器更大的损坏。开展医疗设备的预防性维护和性能检测不仅是法规的要求，而且通过定期更换易损件和检验校正机器性能参数，能让机器在最佳工作状态工作，为安全有效地治疗和诊断疾病提供了有力的保障，还能有效降低医疗设备发生故障的概率，延长医疗设备的寿命。另外，医院使用效率较低的医疗设备，在闲置时间久了之后会出现锈蚀等现象，所以对不经常使用的设备需要定期进行通电，检查设备的运行情况和性能参数是否达标的同时，还可以达到除湿的效果
	注重即时维修	即时维修是针对临时突发性故障的维修。当医院常规的医疗设备和辅助性设备出现突发故障的时候，需要即时维修。现场进行即时维修就需要维修人员随时待命，此类维修占了维修工作的很大部分。医疗设备故障往往是在运行的过程中出现的，这类故障出现的频率较高，同时原因较为复杂。根据医疗设备的不同，故障的维修也有很大的差别，这也给维修工程师提出了很高的要求

续 表

类别		内容
提高医疗设备的使用率	加大宣传力度	医院采购新型医疗设备的目的是满足医院现代化建设的需求，所以采购设备以后，需要做好宣传工作，以提高医护人员对医疗设备的掌握和了解。同时，需要利用好医院的宣传工具，展现医院的现代化设备，这样就有利于医患之间的交流，因为新型现代化的医疗设备往往会减少患者的痛苦，同时有助于提高诊断结果的准确性。当患者充分了解到新设备的优势以后，就会向医生进行咨询以达到明白就医的目的
	提高医务工作者对医疗设备的认识	新设备投入使用以后，需要组织学习以便医护人员能够掌握设备的性能及范围。同时，还需要定期搞业务讲座，增强医护人员对设备的了解情况，还可以加强设备科和使用科室的联系，从而提升设备的使用效率。通过对新型设备的学习认识，医护人员能够掌握设备使用的基本知识、设备的清洁维护，了解设备诊断的原理等内容。方便操作或诊断的准确性，对降低患者的病痛有着重要意义
	提高设备使用人员的业务熟练程度	提高设备使用人员的业务熟练程度是医院必须要重视的内容。目前医院普遍存在重视采购而忽视使用的现象，这样医护人员在使用设备的时候，由于日常保养以及定期维护难以到位，仅仅只做表面上的清洁工作，这就积累了设备的隐患，加大了设备出现故障的可能性。根据不完全统计，有80%的设备故障通过保养是可以避免的。所以，提高设备使用人员的业务熟练程度对提供医疗设备使用效率有着重要意义
	选好设备的负责人和管理人员	选好设备的负责人和管理人员是加强医疗设备管理的重要内容。科室需要选择专人进行设备的使用保养，这样就能够减少因操作失误带来的损失。同时，管理人员可以不断摸索，找出提升设备价值的地方。但是目前大多医院没有设置合理的负责人和管理人员，这就加大了设备的管理难度，同时对隐患的上报维修也造成了阻碍。可见，选好设备的负责人和管理人员对设备的正常使用维护以及功能的开发有着重要意义
	加强维修以及保养技术保障	加强医疗设备的使用效率，就需要降低设备的闲置时间。降低设备返修时间是减少设备闲置时间的重要方面，这就需要医院具有一支维修力量强的维修队伍。对于设备出现的小故障，需要及时处理，设备出现无法维修的故障时就需要马上联系厂家，这样就能够缩短设备返修时间。同时在设备维修保养的过程中，需要对出现的故障进行总结，然后反馈给厂家，为厂家产品的质量提升提供参考
	商家服务质量及技术力量的支持	商家服务质量以及技术力量的支持是医院现代化建设的重要组成部分。商家为了获得更多利润，往往会强制性要求买家买配套的易耗品，这样双方就出现了矛盾，对设备的连续性使用是非常不利的。为了避免类似情况的发生，双方需要签订友好互利的合同。商家需要配备技术人员进行巡回服务，以此减少设备出现故障的概率。同时，商家对设备的维修，能够促进商家对设备进行不断改良，以提高设备的质量，从而降低新设备的故障率
	鼓励员工合理使用设备	鼓励员工合理使用设备的同时兼顾经济效益与社会效益，可以增加设备及医务人员的投入，实现经济效益最大化的同时更好地满足就医需要，实现医院与患者的共赢

最后，建立医疗设备的经济效益评价体系。建立一个科学、翔实的医疗设备经济效益评价体系，并使其能够成为客观评价标准的主要依据，可以通过以下四种方法来评价医疗设备的经济效益：①投资报酬率：主要是通过计算医疗设备投入后所带来的经济收益来确定医疗设备的使用效率。投资报酬率越高，则表明该医疗设备所带来的经济收益越好。②投资回收期：主要是反映医疗设备投入使用后，按照每年所能收回的现金流量，收回该设备的初始投资成本需用的时间，其时间越短，表明设备运营的经济效益越高，为医院创造利润的空间也就越大。③成本回收率：主要反映的是均次收入与均次成本的比率，是通过对单次患者的收益水平进行的分析，其数值越大，所反映的单次收益也越高。④本量利分析：主要是建立在成本习性相对固定的基础上，通过对保本点的计算，可以知道达到收支平衡时的一个最低工作量。实际工作量越大，则所创造的经济收益也就越高。

在上面四种经济效益评价方法中，比较简单常用的是投资回收期。它的评价方法是用前述计算公式计算出被评价医疗设备的投资回收期。效益很好的设备的回收期不超过2年，较好的回收期在2～4年，一般的回收期在4～6年，效益较差的回收期在6年以上。当然也可以用使用率来评价，如：设备使用率超过80%，效益很好；超过60%，效益较好；超过40%，效益一般；小于40%说明设备的效益较差。

医疗设备的经济效益评价是一项系统工程，需要医院管理者的关心和支持，需要设备使用科室及相关临床科室的重视与配合，更需要每一个医疗设备使用人员，提高自身素质，提高管理能力和技术水平。对医疗设备尤其是大型设备开展经济效益评价工作，在科学决策、充分利用医院资金、促进设备管理人员认真履行岗位职责方面发挥了积极作用。医院通过加强市场调研、综合评价和对设备进行可行性论证，增加了医疗设备购置前的理性思考，有效抑制医疗设备的盲目攀比、盲目购买，促进了医院资金合理使用。

第六，售后服务评价。售后服务应该包括设备的安装验收、临床应用培训、操作培训、维修培训、维修响应速度、到达医院的维修响应时间、维修人员的技术水平、维修网络、维修人员配置、零配件响应速度、维修工具等方面。

3.医疗设备的临床保障管理

医疗设备在医院的全生命周期管理包括计划论证、设备采购、验收入库、资产管理、使用管理、维护管理、质控管理。医疗设备使用安全风险管理伴随着设备整个生命周期，需要从不同的角度介入。医院设备管理委员会全面掌控医疗设备使用安全及风险，研究制订全院医疗设备配置、购置、安全管理，分析医疗设备应用风险来源，指导各科室医疗设备安全监管，设备使用前进行相关操作安全培训，制订设备操作规程与安全注意事项，临床工程部门定期进行风险评估、巡查与预防性维护，健全安全监测体系及安全事件上报制度。

基于设备风险分析与评估来制定设备保障管理制度，从设备维修、使用培训、维修培训、预防性维护、设备质量安全管理入手，遵循相关法律法规及管理制度，完善制度和流程，直到设备报废，使医疗设备全生命周期都处于监管状态。

医疗设备的培训应包含使用培训和维护培训。使用培训包含设备的操作和安全注意事项等，根据规程由临床工程部门的技术人员和厂家工程师负责对临床使用人员进行相关培训，并进行理论考核，同时对培训人员与临床医疗设备使用人员的能力及设备使用资质做出评定并反馈；临床工程部门指导各科室医疗设备的安全使用，并进行有效监管。在设备使用前对科室人员资质进行准入管理，由临床科室负责人提出人员上岗申请，进行培训后，持证上岗。维护培训包括使用人员应了解设备的基本构造、基本原理，熟悉设备的各项性能和功能，学会设备的日常保养、维护方法，掌握正确的使用方法和操作程序，特别要掌握保障设备安全性的措施及有关注意事项，对使用人员还需要加强设备安全用电常识及设备故障应急处理方面的培训。

4.医疗设备的临床应用管理

下面以加速器为例进行探讨。

（1）加速器临床使用安全管理制度。

①加速器使用人员应当经过相关技术培训，并获得国家认可的执业资格。

②加速器应用前应规范化培训，包括使用过程中的质量控制、操作规程等，建立培训档案，并定期检查评价。

③如实告知患者加速器放射治疗的禁忌证及注意事项。

④发生加速器临床使用安全事件或者出现故障时，立即停止使用，并通知设备维修技术人员按规定进行检修；经检修达到临床使用安全标准才允许再用于临床。

⑤落实加速器以下各项管理制度、岗位职责和应急预案。

（2）加速器操作基本规范。

①放疗患者治疗单的接受。当拿到治疗单时要做"三查五对"的工作：a.查设备类型、射线性质；b.查治疗单内容是否清楚、是否有主管医师的签名；c.查患者体表照射野是否清楚，特殊患者请主管医师共同摆位；d.核对患者姓名、性别、诊断及医嘱、累积剂量、患者的联系电话及地址。确认上述各项信息正确的情况下实施技术员双签名制度（摆位签名、抄单签名）。

②进入治疗室前与患者的谈话。治疗前与患者的谈话主要是交代注意事项。a.放疗期间保证照射野清晰。保持皮肤干燥；b.不能随意擦洗红色线条和红色十字中心；c.照射时不要紧张、不能移动；d.在治疗中如有不适请随时示意；e.治疗结束不能自己离开治疗床。

③数据的输入。按医嘱正确地输入该治疗所需要的全部数据及指令，核对所用技术文件是否准确。

④进入治疗室。

第一，中心摆位需要两位技术员共同参与，进机房时一人在前一人在后，确保患者安全进入治疗室。

第二，检查治疗机机架归零，光栏归零。

第三，放置固定装置，按照医嘱使患者处于治疗体位。

第四，充分暴露照射野，清除照射野区异物，确定照射野及等中心标记清晰。

第五，两位技术员共同确认辅助装置使用是否正确。

第六，若非共面照射时，应做到先转机架再转床。

第七，成角照射：首先，SSD照射必须先打机架角度，再升降床面对源皮距；其次，SAD照射则先调整源皮距后再打机架角度；再次，检查机头托盘上是否有铅块或其他附件，防止掉下砸伤病人或砸坏设备。应在机头下方向看视机架度刻盘，防止因视线倾斜而产生的角度误差；最后，机架角大于90°时，必须检查射线是否被床的钢性支架所挡。若有此情况及时调整病人位置，或翻动钢性支架。

第八，旋转治疗：首先，治疗床尽量放在零位；其次，必须做一次全程模拟旋转。

第九，摆位结束，让陪护人员出门，技术员走在最后一位。确保治疗室中非治疗者全部出门才能关闭治疗室电动门，进行开机准备。

⑤控制室。a.复核已输入治疗机的内容，包括姓名、性别、野号、射线的性质、能量、剂量、MU和所调用的放射技术文件等，保证准确无误才能开机。b.开始治疗。通过监视器全程观察患者在治疗中的变化，患者如有不适应及时中止治疗，先将患者安全移出治疗室，及时与主管医师取得联系。记录有关参数，汇报给技术组长和主管医生。c.如机器发生故障而中断治疗应及时告诉患者，确保患者安全离开治疗室。记录下有关参数，汇报给技术组长和维修人员以及主管医师。

⑥治疗结束。a.机器归零；b.放低治疗床；c.让患者下床穿好衣服，必要时搀扶病人；d.离开治疗室，技术员应走在最后。

⑦放疗中出现任何疑问应及时报告主管医师。

（2）加速器的防护措施。

①在操作室内，只允许具备资质的岗位人员操作机器，严禁违规操作，防止发生任何事故。

②在治疗室内，只允许工作人员和接受治疗的病人在内停留，严禁任何无关人员进入机房。

③将机房门关闭前，执行治疗人员一定要检查并确认治疗机房内无其他人员，方可关门。

④在没有确认安全之前，禁止在控制室旋转机架或治疗床。

⑤每次治疗结束后，操作人员必须将钥匙开关置于DISABLE位置。

⑥对佩带起搏器的病人一般不宜做治疗。必要时，需要了解起搏器的性能后在严密观察下执行治疗，防止发生意外。

⑦非相关人员不能进入工作场所。

（3）加速器应急措施。任何时刻下都可能出现紧急情况。为了确保安全操作加速器，根据医院实际情况制订几种紧急情况的具体处理措施。

①若发生停电，操作人员应立即关闭机器电源，启动应急灯，撤离病人；电

动门不能自动打开时，用摇把工具手动打开机房门。必要时用紧急控制器或摇把将治疗床降下，协助患者离开治疗室。

②如果治疗结束后发生无法停止治疗射线的情况，立即关闭出束开关或机器上的紧急开关，马上按下"BEAM OFF"按钮，并将钥匙开关从"ENABLE"状态打到"DISENABLE"。如果设备还继续出束，按下最近的"EMERGENCY"开关（紧急开关）；如果设备仍继续出束，关掉总开关，记录已辐射跳数。

③发生烟火时应立即关闭电源，中止治疗，启动灭火器灭火，并及时报火警。

④发现机器有漏水现象，立即停止治疗，协助患者离开治疗室，并切断机器电源。

⑤一旦发现机房内有异味气体时，立即中止治疗，切断总电源，检查事故原因，记录已辐射跳数。通知有关人员查明原因。

⑥治疗过程中如果有异物脱落，应立即中止治疗，进入机房查明原因。在未排除危险之前，禁止继续治疗。

⑦如果有人员受到意外辐射，请马上到医院接受检查，确认意外辐射的剂量并采取适当措施尽量减轻辐射效应。并报告相关部门，启动《放射事件应急处理预案》进行处理。

⑧无论发生任何故障，必须及时通知维修人员。检查确认后，方可恢复治疗。

（4）加速器管理职责。

①加速器操作技术人员的主要职责。

第一，每台设备指定一名技术员专门负责设备的使用管理。

第二，按《设备使用登记本》要求填写设备使用情况。

第三，每天早晨治疗前进入晨检模式，按要求逐项进行检查。正常情况下，每周打印一次参数，妥善保管。设备维修后，第二天晨检后应打印一次参数。

第四，每天对空气压缩机进行清洁、排水。

第五，每天治疗前检查水箱水位是否正常，水位不够应及时添加蒸馏水。

第六，治疗结束后将机架放到270°，将电源钥匙打到"STANDBY"状态，关气泵。

第七，每周对机器及附件进行清洁，及时补充消耗品。

第八，发现设备故障时，应及时采取正确措施保护病人和设备，通知维修人员进行检修，填写维修申请，协助工程技术人员维护、维修机器，进行常规项目的验收，并在维修申请单上签名。

②加速器维修人员的主要职责。

第一，做好机器的维护和保养，督促操作技术人员按规定进行常规维护。

第二，在接到维修申请后，尽快到现场检修设备，并填写维修记录，作为设备的档案。

第三，及时向使用科室反馈设备维修情况，协商维修方案。

第四，加强设备的预防性维护，减少机器的故障率。

第五，督促厂商做好设备的维修和定期维护工作。

第六，向上级相关部门提供设备管理的必要资料。

③加速器物理师的主要职责。

第一，按国家标准对加速器的运行性能进行定期检测和简单调整，并做好记录，妥善保管。

第二，调整、校准加速器的输出量，并做好记录。

第三，在设备维修后进行性能参数方面的验收，必要时监督和指导维修人员进行性能参数的调试，并在维修申请单上签名。

第四，根据设备的状态最终决定设备能否进行治疗。

二、医疗设备的安全风险管理

医疗设备的风险管理是指通过管理学手段和方法，对医疗设备的风险进行分析、评估和控制，以防止患者或使用人员受到伤害。风险管理的目的是确保在用医疗设备的质量和安全；做好医疗设备使用前的质控，降低和控制医疗设备故障发生率，使医疗设备始终处于最佳工作状态；树立全员的风险管理意识，提高质量管理水平和医疗水平。

（一）医疗设备的安全风险类型

医疗设备风险类型分为物理风险、临床风险、技术风险。

物理风险：机械性损伤，设备电击等。

临床风险：操作失误或不合理操作、技术上的应用问题等。

技术风险：测量误差或性能指标的下降等。

（二）医疗设备的风险管理方法

1.PDCA风险管理办法

PDCA循环最初应用于品质管理中，后扩展应用到各个领域的管理思维及行动上，是能使任何一项活动有效进行的、合乎逻辑的工作程序，是提高质量、改善管理的重要方法，是质量保证体系运转的基本方式。PDCA循环可以使我们的思想方法和工作步骤更加条理化、系统化、图像化和科学化，它具有如下特点：

（1）大环套小环、小环保大环、推动大循环。PDCA循环作为质量管理的基本方法，不仅适用于整个工程项目，也适用于整个企业和企业内的科室、工段、班组及个人。各级部门都有自己的PDCA循环，层层循环，形成大环套小环、小环里面又套更小的环。大环是小环的母体和依据，小环是大环的分解和保证。各级部门的小环都围绕着企业的总目标朝着同一方向转动。通过循环把企业上下或工程项目的各项工作有机地联系起来，彼此协同，互相促进。

（2）不断前进、不断提高。PDCA循环就像登楼梯一样，一个循环运转结束，生产的质量就会提高，然后再制订下一个循环，再运转、再提高，不断前进，不断提高。

（3）门路式上升。PDCA循环不是在同一水平上循环，每循环一次，就解决一部分问题，取得一部分成果，工作就前进一步，水平就有提高。每通过一次PDCA循环，都要进行总结，提出新目标，再进行第二次PDCA循环，使品质治理的车轮滚滚向前。PDCA每循环一次，品质和治理水平均更进一步。

PDCA循环是全面质量管理应遵循的科学程序。全面质量管理活动的全部过程就是质量计划的制订和组织实现的过程，这个过程就是按照PDCA循环，不停顿地、周而复始地运转。PDCA循环不仅在质量管理体系中运用，也适用于一切循序渐进的管理工作。

处理阶段是PDCA循环的关键，因为处理阶段就是解决存在问题、总结经验和吸取教训的阶段。该阶段的重点又在于修订标准，包括技术标准和管理制度。没有标准化和制度化，就不可能使PDCA循环转动向前。

2.海恩法则

海恩法则是飞机涡轮机的发明者德国人帕布斯·海恩提出的，是一个在航空界关于飞行安全的法则。海恩法则指出：每一起严重事故的背后，必然有29次轻微事故和300起未遂先兆及1000起事故隐患。任何不安全事故都是可以预防的。海恩法则的精髓有两点：一是事故的发生是量积累的结果；二是再好的技术、再完美的规章，在实际操作层面，也无法取代人自身的素质和责任心。因此，将安全工作重点从"事后处理"转移到"事前预防"和"事中监督"上来，是堵塞安全生产的"致命漏洞"，防患于未然，遏制安全事故的根本之策。

例如，某医院的移动式空气消毒机在使用中着火。经调查发现，设备使用过程中，由于过滤网残旧，天气回潮，导致电路板短路着火。起火时的味道和消毒的味道相似，并未引起工作人员的足够重视。在日常工作中，不论设备价值多少，工程技术人员都必须认真做好设备巡检，发现问题，及时处理，避免事故的发生。

3.瑞士奶酪模型

"瑞士奶酪模型"也被称为"Reason模型"或"航空事故理论模型"，该模型认为：组织活动可以分为不同层面，每个层面都有漏洞，不安全因素就像一个不间断的光源，刚好能透过所有这些漏洞时，事故就发生了。"瑞士奶酪模型"认为，在一个组织中事故的发生有4个层面（4片奶酪）的因素，包括组织的影响、不安全的监管、不安全行为的先兆、不安全的操作行为。每一片奶酪代表一层防御体系，每片奶酪上存在的孔洞代表防御体系中存在漏洞或缺陷，这些孔的位置和大小都在不断变化。当每片奶酪上的孔排列在一条直线上时，就形成了"事故机会洞道"，危险就会穿过所有防御措施上的孔，导致事故发生。4片奶酪上的孔洞随时在动态变化中，其大小和位置完全吻合的过程，就是过失行为累积并产生事故的过程。"瑞士奶酪模型"强调不良事件发生的系统观，认为事故发生的主要原因在于系统缺陷。在一个组织中如果建立多层防御体系，各个层面的防御体系互相拦截缺陷或漏洞，系统就不会因为单一的不安全行为出现故障。

三、医疗设备的应急安全管理

（一）突发的医疗设备应急管理和预案

医疗设备的应急管理是指对突然发生的公共事件或医疗过程中突发事件，如地震、火灾、病人突发情况的抢救等，造成或者可能造成的严重的社会或个别病人危害，包括公共卫生事件和社会安全事件而采取的管理措施。通过应急管理，可以在突发事件中合理解决医疗设备供给问题，最大化地利用医院资源，从而使病患得到最大程度的治疗。

由于内部和外部其他因素引发医院正常医疗活动突然受到影响，使医院面临着重大考验的现象称为医院危机。内部因素引起的危机包括体制、观念、内部制度等主客观原因。医院在追求发展建设的过程中，制度不完善、体制不健全、协调不到位等问题都会导致医院危机发生；外部因素导致的危机是指不可预料的公共卫生危机，如地震、SARS、火灾、埃博拉疫情等灾害，需要医院拥有快速、高效处理紧急事件的能力。

近年来，具有全国性影响的医院危机有百余起，其中不少因应急处理不善、医疗设备配置不到位而造成了重大损失。为此，针对构建医院应急体系，尤其是医疗设备的应急体系，国家卫生健康委员会逐步出台了相关政策规范加以明确要求。但是，在业已建立的各级医院医疗设备应急体系中，仍然存在较多薄弱环节。因此，建立健全适合自身特点的医疗设备应急体系是医院亟待解决的问题。

除了合理、迅速地调集大量医疗设备为突发事件服务之外，医院临床工程部门还通过医疗设备配送中心，根据突发灾害性事件的性质及危重病人的症状，制订出相应的应急预案，成立急救设备保障小组，负责维修、维护、配送等，在灾害性突发事件救治任务中，较好地承担了临床工程人员所担负的责任。

1.突发事件急救对医疗设备的要求

灾害性突发事件急救过程具有紧急、复杂的特点，如今对灾害性突发事件急救的要求越来越高，所以及时、高效地将医疗设备送到突发事件现场显得至关重要。与此同时，不同性质的灾害事件对医疗设备的需求也不尽相同。火灾事件中应着重减少烧伤伤害，悬浮床、烧伤敷料、气切导管是必备的；重大车祸事件需要骨伤恢复设备；房屋倒塌、水灾、爆炸事件等对医疗设备的需求也各不相同。

例如，在"9·14"中毒事件急救过程中，由于患者神经麻痹，呼吸丧失，任何药物都无法起作用。中心静脉导管、麻醉插管、高性能呼吸机设备就成为药物发挥作用的前提条件。在急救初期，中毒发生地附近医院在较短时间内到达现场，但因医疗设备准备不及时无法使药物发挥作用，患者丧失了生存机会，死亡人数增加。而各类针对性医疗设备包括吸痰器、洗胃机、呼吸机、监护仪等的积极调集和使用，使死亡人数减少。深度中毒患者在以往病案中的死亡率非常高，应用CRRT透析仪进行连续透析治疗后，有多名患者症状转轻，渐渐脱离死亡线。该事件说明，在不同的突发事件中，合理、正确地使用与病患症状相符的医疗设备非常重要。由于突发事件的特殊性，需要将器械、设备仪器品种、数量、性能进行重新归类，具体如下：

（1）人工器械。医院在诊断和治疗病人过程中此类器械使用率通常不高，易被忽视，也无法做到大量备货。例如简易球囊呼吸器，平时医院考虑常规治疗、紧急抢救时用，或患者运输过程中，给每个病区备1～2只。类似的人工器械还有麻醉咽喉镜、中心静脉导管、手动负压吸引器等，这些器械在抢救中，无论是对抢救成功还是生命维持其作用都是任何药物无法取代的。

（2）手术器械。在手术过程中专用的手术器械，像麻醉插管、中心周边静脉管、气管切开器械等，从总量上讲，医院会有足够的库存基数，以保证日常治疗的进行及突发事件的需要。无论何种类型事故、事件的发生或医院正常工作都必定会涉及损伤性急救。然而类似器械如负压吸引器等，遇到数十甚至数百人突发事件时，无法同时满足大范围、多批量的手术需要，这时则需要医院临床工程部门启动应急预案，根据采购合同，紧急从厂家购进设备以满足抢救需求后，再补办后续手续。

（3）电生理仪器设备。电生理仪器设备是指心电监护仪、呼吸机、血气和生化分析各类仪器，它们对抢救的成功与否具有决定性作用。由于此类仪器价值高昂，任何医疗单位都无法做到完全满足突发抢救的需要。目前一些医院如果遇到需要大量该类设备的突发事件，会采取从设备配送中心和临床科室闲置设备中紧急调配的措施，并在突发事件急救过程中统管共享。

（4）辅助器材。辅助器材如一次性床单、便盆、尿壶、膳食用具等，该类设备往往消耗量大，在抢救过程中起到辅助、提高抢救效率的作用。缺少它们，会导致污物横流，造成二次、三次污染的情况发生。

综上所述，我们从作用、功能方面给突发事件中抢救设备器材做了大致分类。但是，由于在不同类型的突发事件中，医疗设备的应急使用也不尽相同，因此需要临床工程人员在面对突发事件时，明确事件的性质，根据医疗过程的要求，快速组织急救医疗设备的投入使用。

2.突发事件中医疗设备的综合管理

（1）准确的判断和决策。成功的抢救来源于对事件性质的准确判断，得出判断后，院领导立即做出决策，不能当断不断。首先应在各种抢救事件中分清设备类型及作用，这是应急预案建立的前提。其次对于设备的品种要有一定的了解，例如中心静脉插管须明了规格品种，使用时间，单腔、双腔或三腔的区别等，否则供应的设备不符合要求，无法满足医护人员的需求。

（2）医疗设备器材保障。对于参与抢救医疗机构来说，无法做到在灾害性突发事件发生前将必需的医疗设备都准备妥当。因此，在医疗设备供应保障方面，应注意以下方面：

①人员及时到位。这里的人员不仅指具有高度责任心，熟悉设备性能、供应渠道、业务知识的临床工程采购、管理人员，还必须包括维修、安装、运输、检查及直接或间接辅助人员等。因为在突发事件发生时，只有医疗设备从业人员最了解医疗设备的货源信息、进货渠道，从而保证设备的正常运行。

例如，在"9·14"中毒事件中，由于是大面积中毒抢救，几十名伤员不可能集中于一个病区，医护人员对病人的救治方案也无法做到一致。事发初期抢救领导小组来用呼吸机抢救。但闲置的十几台呼吸机无法同时满足几十名病人的需要而且造价高昂的设备也无法大规模从其他医院调集。后来临床工程部门设法从所了解的渠道调集了大量人工球囊呼吸器，才得以缓解设备短缺的局面，保证了中毒初期窒息伤病员的生命安全。当急救事件发生时，10分钟内人员全部到位。氧气及配套氧压流量表在1小时内调集50瓶（套），并展开20多张病床及全套配套医疗护理器械，如输液架、输液吊篮、中单、便盆、尿壶等。采购人员及时调货进货，维修人员24小时待命，及时排除故障。氧气供应始终处于满负荷状态。与抢救有关的指令畅通无阻，保证了抢救工作的顺利进行。

②建立广泛的供货渠道和社会存储单元。由于任何医疗单位都无法储备大量、齐全的医疗设备，而灾害性事件的急救过程对设备的要求无论从数量还是规模上都要超出正常储备。因此，在平时医疗设备采购供应时应及时掌握该类设备的各类信息，供货商的信誉度、供应模式、响应时间等，以便于在灾害性事件抢救过程中能够做到及时、高效。尤其是医疗设备的供货速度，供应设备的响应时间越短，挽救病患的成功率也就越大。

在突发事件急救过程中，以往主要倾向于对药品的需求，但现如今在越来越多的急救突发事件中，设备、器械占抢救物资供应的比例越来越高，并在某种程度上直接关系到抢救成功与否。可见，医疗设备在急救过程中的作用正越来越重要。这要求从事医疗设备管理的临床工程人员多层级、全方面地进一步探讨、研究面临的突发事件，如何更好、更快地将医疗设备作为抢救物资供应到现场。

（二）医院急救医疗设备配送中心建设

按照医院的实际需求，从事急救医疗设备配备（如监护仪、呼吸机、输液泵、降温机等）和及时对有需要的科室发送所需医疗设备的职能部门，称为医疗设备配送中心。其目的是实现医疗设备资源的优化配置及高效调用，进而降低设备采购成本。

1.急救医疗设备配送中心的设备配置

急救医疗设备配送中心的设备配置具有两个特点：种类既多且稀。

（1）多：主要体现在常规设备上，如监护仪。因为监护仪对大部分临床科室来说是常规设备，相对需求量大。但是如果临床科室按最大需求量配备监护仪，那么就必然导致设备闲置，造成资源浪费。因此，可以根据医院临床的运行情况，要求临床科室按设备最大需求量的80%进行配备，当需求量增大时，可向设备配送中心请求调配。

（2）稀：主要体现在一些不常用的急救设备上，如降温机、抗血栓泵等。此类设备对一些临床科室来说或许1个月仅会使用1～2次，如果临床科室均配备此类设备的话，势必造成资源的巨大浪费。

2.急救医疗设备配送中心的运行特点

急救医疗设备配送中心的运行特点：设备的配送要"小批量、多频次"。

（1）小批量：体现在临床科室配有一定的基数设备，当设备使用达到饱和或超出现有量时可向设备配送中心提出租借申请。此种情况一般数量少、次数少，否则临床科室必须考虑增加设备配备数量。

（2）多频次：体现在医疗设备本身对各临床科室的周转频率，周转频率越大，越可体现配送中心的应急价值。

3.医院急救设备在临床应用中的特点

（1）需求速度要求高。急救设备大部分用于处理紧急、突发事件，而且要立刻能投入抢救工作。

（2）不同的科室需求数量、次数差别较大。临床科室的住院收容存在波动性，急救设备在有的科室使用很少，而有的科室使用频繁。

（3）急救设备分布范围广。急救设备在大型综合医院各科室中使用普遍，参与医护人员众多。因此，此类设备的使用培训涉及面广、难度大。

（4）与患者的生命安全直接相关。急救设备属于高风险医疗设备，使用的及时性和可靠性直接系到患者的生命安全。

（5）质量控制环节实现难度大。由于设备都在科室，很难建立并执行质控程序，例如呼吸机管道、监护仪导联线、袖带、血氧探头这些急救设备配件消耗品的保管和消毒，由于受条件所限，使用人员很难按标准操作，特别是在设备使用前无法做到确切了解质量状态，例如各参数是否准确，这些都可能造成医疗质量的下降。

（6）急救设备不易管理，矛盾突出。急救设备使用存在忙闲不均的情况，而设备属于各科室管理，贸然调配必然出现矛盾。一些科室急救设备数量虽不断增加，却仍然无法满足医疗需要。而有些科室设备闲置，造成医院资金紧张，由此引发的矛盾日益突出。

（7）经营成本上升。为解决急救设备的供需，医院需要加大设备的购买量，这在一定程度上造成医院经营成本的上升；加之这类设备技术含量高，对环境条件、操作技术、日常消毒和维护等方面要求严格，使用科室不易达到，进而造成设备故障率和配件消耗品损坏率的升高，最终也增加了设备的使用成本。

（8）风险评估难度大。急救设备使用情况统计难度大，在引进此类设备时无法提供相应数据。加之缺乏必要的测试，因此难以对急救设备进行风险评估。

4.成立常用急救设备配送中心的优势

（1）解决各科室急救设备使用不均现象。常用急救设备配送中心的成立有利于提高设备的使用率。通过合理调配，有偿使用，只需要配备少量合理的设备便可解决全院的需求，有效地保证了医院临床工作的运转，改善了急救设备各科中使用不均的现状。

（2）减少医院运营成本，解决科室间的使用矛盾。通过配送中心的建立，医院无须为各科室均配备大量急救设备，便可保证临床工作的正常运转，使医院可以减少购置急救设备的资金投入，同时从根本上解决了为调配急救设备而产生的科室间矛盾。

（3）减少科室对急救设备的投资风险。科室使用这类设备时，无须扣除设备成本折旧费、保管消毒费、维修费、配件费等，减少了科室设备投资风险，科室只需要支付设备租用费。

（4）易于对设备进行有效管理和维修。建立急救设备配送中心能为急救设备提供良好的保存环境。设备可指定专人保管，责任明确，还可集中进行保管、清洗、消毒、维护、维修，保证设备的良好状态，方便临床使用；易于组织医护人员进行急救设备使用、保养方面的技术培训，提高维修的专业化程度和水平；有利于实行定期检查、预防性维护，并能减少和避免设备故障的发生；易于做到对每台设备情况进行详细的文字记录，包括维修日期、故障现象、检修情况、故障原因、零件更换情况、维修后的使用情况等完整信息，为后续维修和鉴定提供依据；对设备质量管理有利，能及时对每台设备进行各项参数检测，保证每台设备的使用质量符合临床需要。

5.急救设备配送中心的具体建设方法

（1）设备的配置。一般而言，医院设备配送中心配置有监护仪80多台，输液泵20多台，注射泵60多台，冰毯降温机5台，抗血栓空气压力泵6台，呼吸机15台，除颤仪5台，电动吸痰器6台，心电图机3台，手腕式血氧脉搏仪5台，福禄克检测设备一批，搬运设备电瓶车1辆，配置有呼吸机专用消毒间、风干间，专用于呼吸机使用后的消毒工作。电瓶车主要用于搬运维修设备。

每件设备都按"三甲"医院评审要求建立健全使用维护记录，配备《设备使用登记本》《设备维修登记本》，标注设备的所属科室、规格、厂家、主机编号、启用日期、档案号、配送中心内部编号、二维码等，记录设备的使用和维护情况。

（2）人员的配置。

配备设备管理人员1名，要求具备医疗知识背景，以资深护士为佳，主要职责包括设备清洁、消毒、定期充放电、电池状态检查等；接听配送及维修电话，定期分析设备租赁时间、月平均使用量、年总使用次数、累计使用时间、利用率、寿命期限内故障率等，为评价设备性能、决策设备报废时间、估算设备资金收回时间等提供科学依据；论证处理设备的更新及报废工作；统计配送人员工作量；分析配送中心排班情况。

设置配送人员5名，要求有中专及以上学历，熟悉电脑操作，并对其做岗前技术培训。医疗设备在维修过程中，不可避免地需要对故障设备进行搬运。接受专业技术培训的配送人员在负责搬运贵重或有特殊要求的医疗设备时，可有效避免人为因素造成的设备故障扩大问题，保证了设备安全。

配备一线值班工程人员15名，负责非正常上班时间的设备故障应急处理，要求在接到报修电话时，应在30分钟内赶到现场处理故障设备，并做好处理记录。负责值班当天流动送回设备的性能检测工作，包括呼吸机的自检等，确保库存设备100%完好。

（3）报修、租赁及返还设备流程。配送中心配置有独立专用场所、专线电话，并具备电话录音功能，方便翻查、留档，设专人24小时值班。

报修设备流程：医疗设备发生故障时，科室人员可拨打配送中心专线电话报修，说明科室名称、设备名称、故障原因及联系人。值班人员记录相关信息，并通知分管工程人员。工程人员到达现场查看，如果需要送修，则与科室沟通后通知配送中心安排配送人员送修设备。配送人员接送故障设备时，值班人员在报修配送管理系统中打印《接送设备记录单》，此单具有唯一编号，交与接单配送人员。配送人员到达科室后，认真填写《接送设备记录单》，在接收设备记录栏填写科室名称、联系电话、接收地点、接收时间、设备名称、设备型号、设备外观、设备编号、附件情况，并由科室联系人签名，接收人签名，分管工程人员签字确认，副联交给所在科室。送修完毕后，单据交与配送中心值班人员并录入管理系统。

故障设备完成维修后，电话通知配送人员送回设备。值班人员安排配送人员携带报修设备的《接送设备记录单》。依照《接送设备记录单》由工程人员签字确认后送回科室，并填写《接送设备记录单》的送回设备记录内容：送回地点，送回时间。送回完毕后取回副联，并把《接送设备记录单》交与值班人员。值班人员把相关信息录入报修配送管理系统。

租赁设备流程临床科室急需急救设备时，拨打配送中心值班专线电话。值班人员根据科室需要，调出库存设备检查外观、配件配置等。点击报修配送管理系统生成《设备配送中心仪器租用登记表》，扫描设备二维码信息，在系统录入租用科室名称。《设备配送中心仪器租用登记表》会根据二维码信息生成设备的相关信息及科室电话、租用日期及时间。配送人员在规定时间内把科室所需急救设备送达科室。配送人员和临床科室人员查看设备外观有无损伤，同时清点收附件、插件，核对配件数量后进行现场安装，并通电测试。双方人员核对无误后，在租用人一栏签字确认，并将此表交回值班人员，同时录入科室租用人姓名并留档，此时配送急救设备流程结束。

返还设备流程：配送中心值班人员在接到科室返还设备请求后，调出《设备配送中心仪器租用登记表》，配送人员凭此表到科室，对租出设备开机检测，如无故障、缺件、损坏，科室在返还人一栏签字确认。值班人员把《设备配送中心仪器租用登记表》记录的返还时间、返还人信息录入报修配送管理系统，返还流程结束。报修配送管理系统会根据送达时间与返还时间计算出租用时间数再减去1个小时，自动记录科室租用设备的时间总和，以方便统计各科室每月设备租用情况。

（4）租赁费用收费标准。制定合理的租金收取标准是促进租赁工作可持续发展的重要保障。以小时为单位收取租赁费用，科室租赁设备的租金计算如下：

$$租金=设备折旧费×租赁时数 \qquad （3-1）$$

其中，设备折旧费＝设备的原值÷折旧年限÷12个月÷30天÷24小时×（1+50%）。50%包括维修人工费、配件费、消毒灭菌费、管理费、计量检定及质量控制等费用。设备从借出到返还验收后的总时间数减法1小时为租赁时间，按月结算租金并报经济管理科。租赁期间丢失和非正常损坏的配件由科室按价赔偿。

（5）配送中心管理系统。配送中心工作人员每天须完成大量记录工作，例如设备库存量、人员工作量的统计盘点等。长期使用人工记录的方式会不可避免地产生填写错误，同时也不利于规范化管理。因此，急需建立与配送中心工作流程紧密结合的信息化管理系统，通过高效、规范的管理来应对急救设备数量和日均医疗设备配送量持续上涨的局面。

①实现工具：配送中心管理系统可以选用UML建模方法分析需求，采用C/S架构、面对对象VC++编程语言和Microsoft SQL Server 2000数据库服务器进行开发。

②UML用例图分析：利用UML用例图分析需求，可以体现出系统需要的高级功能。配送中心主要工作流程如下：

第一，设备租用流程：接听电话后，确认设备处于空闲状态，然后填写并打印设备租用工单、设备配送工单，配送人员把设备送达临床科室，工作流程结束。

第二，设备归还流程：接听电话后，确认科室需要归还设备，在系统中调出设备租用工单信息，填写工单中设备归还的信息，打印设备配送工单，配送人员将设备取回配送中心，工作流程结束。

第三，设备维修流程：接听电话后，填写并打印设备维修工单、设备配送工单，配送人员把故障设备送达临床工程部门，工作流程结束。

第四，租用统计：值班工程人员每天交班时须对仓库设备进行盘点；且需要统计设备租用时间，上报医院。

第五，工作量统计：月底统计配送中心人员工作量，进行量化考评。

③系统类图：面对对象种类间的关系可以分为纵向关系和横向关系。纵向关系也就是继承关系，横向关系包括依赖、关联、聚合和组合四种关系。工单对象和用户对象是依赖关系，每个用户对象都可以生成多张工单对象。工单对象拥有医疗设备对象和临床科室对象，它们之间是聚合关系。用户对象派生出不同类型的用户对象，工单对象派生出不同类型的工单对象，它们之间是继承关系。数据查询对象主要用于产生各种报表和数据统计，响应用户对象的各种数据汇总请求，它与用户对象之间是依赖关系。

④功能模块：

第一，来电管理模块是为提升服务质量和改善已有医疗设备报修流程而设置的。系统可以自动记录每一个报修电话的来电时间和对应的部门，并且对电话进行录音，以方便工程人员了解故障的详细情况。USB接口可以连接多个不同的设备，而且支持热插拔，最高传输速率可达12Mb/s。利用USB接口的语音采集卡来进行电话录音，采用PCM编码，采样的速度可达每秒8000次，完全满足系统的需要。该语音卡支持ADPCM编码，可以对录音文件进行压缩处理，减少磁盘的存储空间。本系统采用32kbps的ADPCM压缩编码对电话进行录音和放音。

第二，租用管理模块包括对急救设备租用工单、医疗设备配送工单、医疗设备维修工单进行管理。本系统采用条形码扫描技术，它采用激光扫描，具有输入速度快、可靠性强、效率高及成本低等特点。配送中心人员只需要扫描条形码，即可完成医疗设备信息的输入。填写完整相应责任工程人员的信息后，就可以进行各种工单的存储和打印，替代了以往的人工填单方式。

第三，汇总报表模块利用图表直观体现出每台急救设备的租用状态，并可同时显示其租用的信息。值班工程人员和配送人员可按照急救设备、科室来进行分类统计汇总，对急救设备进行每天的库存盘点。针对不同类型的工单，可以完成配送人员工作量的统计、急救设备使用率与医疗设备故障率的统计分析，生成相应数据报表。

第四，系统维护模块管理人员通过此模块对设备信息、用户信息、工程师信息和科室信息进行维护，还可以针对不同的用户进行权限管理。利用数据备份功能，也可以对系统录音数据、工单数据进行光盘记录备份，保证数据的安全。

（6）配送中心管理制度。

①急救设备配送中心管理人员要熟悉掌握管理各种仪器的使用操作规程，精心维护保养，提高仪器的完好率、使用率，并延长使用寿命。

②根据要求制订仪器的操作规程和注意事项，并以书面形式固定在仪器上。

③新仪器使用前要先熟悉说明书，查对附件，熟悉仪器性能、使用方法、保养及注意事项等。

④急救设备配送中心内设备和物品的供、还、发放要严格按急救设备配送中心设备租借管理办法执行，对归还的仪器设备要当面验收，及时清洁消毒，检修保养，使仪器设备处于备用状态。

⑤保持库房整洁，保证设备和物品安全存放有序。

⑥保养仪器做到防潮、防震、防热、防尘、防腐蚀，并按仪器设备要求定期进行充电、测试和计量。

⑦急救设备配送中心的仪器设备和物品的供、还、发放应在办公区完成，无关人员不得进入库房。

6.急救设备配送中心设备租借的管理

（1）租借仪器设备应事先报告本科室领导同意后，由值班医生或科室指定专人到急救设备配送中心办理租借手续，填写借据。特殊情况如紧急抢救和急症可以先借出设备后再报告科室领导。

（2）租借出的仪器设备要当面试机，附件物品当面清点。

（3）归还时仍由科室指定专人负责办理归还手续，当面点清。

（4）仪器设备借出后即按有关规定开始计算租借单位成本费，直到归还时为止。该成本汇总后上报经管科，租借成本费按照医院有关规定执行。

（5）借用时间按小时计算。

（6）凡是从急救设备配送中心借出的仪器设备一律由借用科室自行负责使用，遇有困难，可请急救设备配送中心人员指导。但对具体使用设置参数等病人诊断治疗方面的问题应有专业医师指导。急救设备配送中心人员只负责设备技术的指导工作。

（7）仪器设备租借期间如出现设备自身的故障，请及时与急救设备配送中心联系，并更换一台设备，及时保证医疗临床工作需要；因违反操作规程，使用不当而造成仪器设备损坏时，则按医院有关规定进行经济赔偿。

（8）不得私自将设备携带到医院外或挪作他用，违反规定者，按有关规定处罚。

7.医院急救设备配送中心人员的职责

（1）树立以病人为中心的服务思想，热爱本职工作，遵守医院各项规章制度，为临床一线服务，做到态度和气，热情服务。

（2）对急救设备管理有序，并及时进行清洗、消毒、维护保养，使急救设备始终处于良好状态，确保临床使用。

（3）对使用中发生故障的设备要及时更换，以确保临床使用。更换下来的有故障设备及时进行维修，重大事故要及时报告上级，做好维护记录。

（4）严格执行配送中心设备租借规定，及时准确地完成各项登记、统计和报表工作。

（5）准确掌握所管理设备的使用动态，督促使用科室及时归还借用设备和配件，协调好科室间的仪器设备使用。

（6）经常深入临床科室，了解急救设备的需求情况，为管理决策提供准确可靠的信息。

（7）熟悉掌握所管辖各种仪器设备的使用操作规程、性能和注意事项等，并负责组织安排急救设备的使用操作规程、保养方面的技术培训及检查监督、管理工作。严禁代替医护人员对仪器设备进行操作。

第三节　医疗设备的技术保障管理

医疗设备是临床工程学科研究的主要内容，凡属医疗机构进行医疗、教学、科研活动所需的仪器设备、耗材和相关软件，均由临床工程部门统一负责制定购置计划和工程技术方案，并组织实施、监督和管理。在整个医院体系下的医疗设备技术保障管理中，我们首先需要进行的是针对医疗设备生命周期的流程管理，其中包括医疗设备的机房建设、医疗设备的点验与安装、医疗设备调试及医疗设备验收归档与报废四个部分。其次我们需要对医疗设备进行维保流程管理，这其中既有对医疗设备自身的保修管理，还有对其配件的管理及对设备进行预防性维修的管理。

一、医疗设备的生命周期流程管理

（一）医疗设备的机房建设

功能齐全、合理的机房是保证医疗设备正常运行的首要条件，这对于大型医疗设备尤其重要。大型医疗设备机房的设计施工要求高，经费投入多，在设备位置确定、设备安装完成后如果出现问题，再对机房进行改动是很困难的。如磁共振机房的电磁屏蔽层、直线加速器及核医学设备的射线防护设施等，一旦发生泄漏导致返工，往往损失巨大，甚至难以弥补，轻则影响设备的使用效果，重则造成人员损伤。因此，做好大型医疗设备机房建造工作具有特别重要的意义。

1.机房规划

大型医疗设备机房的建造必须根据医院的实际情况，充分考虑人流、物流、医疗功能布局和医院的长远发展需要，以满足设备使用要求，方便患者诊疗为主要目的，广泛听取设备制造商、使用科室和有关主管部门的意见，在充分调研和论证的基础上，制定出切实可行的规划方案。在机房的规划过程中，我们可以从以下方面考虑：

（1）机房合理性。大型医疗设备的使用寿命一般都在10年以上，设备机房一旦建成投入使用，不容易轻易变动。即使是新旧设备更换，也应尽量利用原有机房。因此，初次机房的设计合理性尤为重要，必须纳入医院整体建设规划，慎重考虑，避免重复建设。

（2）机房规范性。要按照有关规定履行向主管部门的报批手续。尤其是一些具有强放射性的设备，如医用直线加速器、钴^{60}治疗机、伽马刀等，在设备引进前就必须按规定报批，未经许可不得引进，不允许提前建造机房。同时，为患者和工作人员提供一个安全、便利的诊疗环境应作为重点考虑。

2.机房设计与施工

机房建设规划确定后，如何在一定的空间范围内满足设备的安装使用要求有赖于用户、设备制造商、专业设计和施工单位的共同努力。通常设备制造商应提供详细的设备安装场地要求，不同类型、不同厂家的设备要求虽不尽相同，但基本的功能需求是一致的。特别需要强调的是，医疗设备机房无论是新建或改造，都有别于普通建筑。此类机房更强调的是如何保证医疗设备的正常工作并方便诊疗。建筑结构设计美观只是考虑的一部分，医用机房更重要的是突出设备功能设置。

（1）建筑空间要求。机房应留有足够的设备安装和应用空间，预留设备运输通道和维修空间，充分考虑患者和工作人员的诊疗工作需求。地面应平整防滑，满足设备承重要求。

（2）电源要求。应按照设备所需的额定功率、频率、电压、电流要求配置专用电源，独立供电，并留有一定功率余量，不得与其他用电器（如空调等）共享同一线路。尽可能缩短配电房（接入变压器所在地）与机房之间的距离（≤100 m）。必要时需要安装独立的变压器，以保证电源的稳定。也可采用双路供电、自动切换方式。机房需要配备专用配电柜和电源净化稳压器。

（3）接地要求。各种医疗设备都需要进行保护接地和信号接地，有些设备还需要屏蔽独立接地。接地线就是直接连接大地的线，也可以称为安全回路线，危险时它就把高压直接传导给大地，是一根生命线。

通常大型贵重设备的接地要求很高，接地电阻一般要求≤2 Ω，其中，核磁共振的接地电阻要求≤1 Ω。为保证接地电阻的低阻抗，可以采用缩短接地线长度、增加接地导线截面积、多点并联等方法实现，地线不得接在电源零线上，不得与防雷地线共享，使用三相五线制供电，其大地线可以作为防静电地线（但零线、地线不得混接）。

接地主干线截面积应不小于100 mm²，支干线截面积应不小于6 mm²；设备和工作台的接地线应采用截面积不小于1.25 mm²的多股敷塑导线。

选择地线颜色以黄绿色线为宜，接地主干线的连接方式应采用钎焊。接地线连接端子应确保接触可靠，易拆装，允许使用各种夹式连接器如鳄鱼夹、插头座等。

接地线宜避开人行道和建筑物出入口，与建筑物距离不应小于1.5 m，与独立避雷针的接地体之间的距离不应小于3 m。接地线的上端埋入深度不应小于0.6 m，并应埋在冻土层以下的潮湿土壤中。设备接地部分都应直接与节点干线连接。接地线不能少于2根，其间距不应小于2.5 m。

日常防雷检测工作中，检测接地装置时，多数只进行接地电阻的测量，这是很不全面的。在检测工作中，对接地装置应尽可能全面地进行检查。其检测内容应该包括：①接地装置的设计；②接地装置的施工和布局；③接地装置所用材料；④接地电阻等。检查的主要依据是《建筑物防雷设计规范》（GB50057-94）。

（4）电磁屏蔽要求。电磁屏蔽的目的是利用屏蔽体对电磁波的吸收和反射作用，隔断外界与目的设备之间的电磁场耦合途径，以阻挡或减弱电磁波的相互干扰。通常多采用导电良好的金属材料作为屏蔽体，如铅皮、铜网等。核磁共振及一些电生理设备对电磁屏蔽的要求相对较高。

（5）射线防护要求。依据放射源和射线装置对人体健康和环境的潜在危害程度，将防护级别从高到低分为五类。射线装置是指：X线机、直线加速器、医用加速器、中子发生器及各种含放射源的装置，分为Ⅰ、Ⅱ、Ⅲ类。国家相关部门等对各类具有放射线设备的防护都有明确的标准和要求，如《医用电子加速器卫生防护标准》《医用诊断X线治疗卫生防护标准》等，对有关设备机房的防护做了很详细的要求，在设计和施工中必须严格执行。如加速器机房混凝土防护墙的厚度、防护门的铅当量、防护门与治疗室之间"迷路"、治疗室通风换气次数、治疗室外面的辐射警示及穿过防护墙的导线导管对防护效果的影响等，都要认真考虑，不能有丝毫马虎。

（6）温度、湿度和洁净度要求。大型医疗设备对工作环境的要求很高，由于温度、湿度过高或过低导致设备不能正常工作的情况并不少见。通常，机房温度要求22±2℃、湿度30%～60%。应根据当地的地理和气候条件配备空调（具备除湿功能）、加湿器及除尘设备。空调应采用正压送风方式，以减少外面的灰尘进入，有条件或有特别需要时可采用恒温恒湿机。如需要开展心脏介入等无菌条件要求高的治疗项目，还应按层流手术室洁净要求设计。

（7）施工要求。施工前应尽可能多考察几个同类设备机房，从中吸取经验教训，了解施工的重点和难点。在此基础上，认真选择几家有资质、有过同类机房施工经验的工程队伍，采用竞标方式优中选优，确保施工质量。需要注意的是，有些设备机房的全部或部分需要专业队伍施工，如MRI机房的电磁屏蔽部分、加速器机房的射线防护门等。

（8）验收要求。机房建成后，必须按规定请相关具备资质的部门进行检测合格才能验收。

（二）医疗设备点验与安装

医疗设备是各级医院每年资金投入和产出的重点，是临床、教学、研究三方面结合的必备条件。目前，我国一般的"三甲"医院设备资产总值在数亿元人民币，少数超大型"三甲"医院的设备资产达到10多亿元人民币。每年全国新安装验收的国产、进口医疗设备总额超过数百亿元人民币。医院的医疗设备管理是一项系统工程，其流程可以简单概括为前期采购、验收、安装、后期使用、维修。设备的点验和安装是设备管理的开端，每项工作必须要书面记录、签名、归档备查。

1.验收前准备

（1）仪器设备到货后，使用单位应安排或培训专职技术人员，熟悉厂商提供的技术资料。

（2）对精密贵重仪器和大型设备，医院应派专人按照所购仪器设备对环境条件的要求，做好试机条件的准备工作。

（3）在搬运至指定位置的过程中，相关人员要做好管理和监督工作，防止搬运过程中发生意外。

2.内外包装检查

检查包装是否完好，有无破损、变形、碰撞创伤、雨水浸湿等损坏情况，包装箱上的标志、名称、型号是否与采购的品牌相同。

3.开箱的检查

（1）查看设备的标识：①制造厂家；②产品名称；③产品型号或标记；④主要技术参数；⑤额定电压（V）、额定频率（Hz）、输入电流（A）；⑥商品出厂日期和编号；⑦商标标注。

（2）检查包装箱内附带资料是否齐全：①产品合格证；②产品使用说明书；③装箱单；④保修卡；⑤其他有关技术资料。

（3）检查医疗设备和附件外表有无破损：必须做好现场记录，发现问题时，应拍照保留证据。

4.验收和初检

（1）数量验收。

①以供货合同和装箱单为依据，检查主机、附件的规格、型号、配置及数量，并逐件清查核对。

②认真检查随机器附带的资料是否齐全，如仪器说明书、操作规程、检修手册、产品检验合格证书等。

③做好数量验收记录，写明到货日期、验收地点、时间、参加人员、箱号、品名、应到和实到数量。

（2）质量验收。

①要严格按照合同条款、设备使用说明书、操作手册的规定和程序进行安装、调试、试机。

②对照设备说明书，认真进行各种技术参数测试，检查设备的技术指标和性能是否达到要求。

③质量验收时要认真做好记录。若设备出现质量问题，应将详细情况书面通知供货单位。视情况决定是否退货、更换或要求厂商派人检修。

5.注意事项

一台设备到货时可能会有多个包装箱，在接收检验时，每个包装箱都要按照检验流程认真验收，并要拍照保留证据，每个包装箱都要填写《仪器设备验收记录表》，以备查阅。

（1）医疗设备开箱验收应有供货商、使用科室、设备管理部门、临床工程师及固定资产管理人员共同在场。任何个人无权擅自开箱。

（2）临床工程师及固定资产管理人员应按照合同及装箱单（或购置审批表）现场逐件开箱、逐件清点、逐件登记。

（3）如外包装有明显受潮或破损时，严禁开箱，应尽快取得货运单位的有关证明文件，以便设备受损时索赔；如到货设备实际配置、型号、规格、数量与合同及装箱单不符时，不得验收。如意见不统一或对某项内容把握不准时，为稳妥起见，暂缓签收。

（4）设备包装箱在验收未结束前严禁移离验收现场，直至全部验收工作结束，且对包装箱进行认真查看后，方可处理。

（5）对于设备附带的操作与维修手册、电路图、光盘软件等重要资料，需要进行仔细登记，并由相关人员在设备验收报告单上签名确认。

（6）供货商负责设备的安装、调试，并对院方人员进行操作及基本维修技术培训和考核，并由相关人员在设备验收报告单上签名确认。

（7）厂商或代理商应按合同要求向临床工程部门提交或补齐相应的技术资料。

（8）大型设备应由第三方具有资质的检测机构出具合格的性能检测验收报告。

（9）设备验收报告单经使用科室验收人及设备器材科负责人签字，确认设备验收结果。

（10）设备器材科固定资产管理人员根据设备验收报告单、发票及合同（或购置审批表），及时办理固定资产确认手续。

（11）未经验收的设备严禁投入临床使用。

（三）医疗设备的调试方法

医疗设备在工厂生产完毕后经过简单的通电调试后会重新拆卸，装箱送往医院，再由临床工程师安装为成品后交由临床使用。工程师把医疗设备精确安装交由临床使用的过程叫作医疗设备的调试。大型设备如CT、MRI、X线机、放疗系统等设备，合理安装、精确周密的调试能为设备以后的顺利运行奠定坚实基础，可使设备各性能指标得以充分发挥和应用。

医疗设备到货后，设备安装由临床工程部相关人员协助供应商完成。在调试过程中，要注意以下安装规程：

（1）安装前，临床工程师需要从医疗设备生产厂家及医院主管部门拿到拟安装设备的正确名称和详细配置清单，确认没有差错。

（2）联系厂家安装工程师和使用科室相关负责人，确认场地准备情况。准备好医院相应的安装工具和防护、检测用品。

（3）安装现场需要注意以下的工作：

①按照作业要求穿着防护用品。

②检查场地准备情况和确定运输通道。

③检查设备包装情况和安全标识是否清楚。

④如果出现包装破损或者安全标识丢失，应当及时拍照并请示是否继续以下的工作。

⑤安排工人帮助运输设备到指定的位置。

⑥边拆箱边核对装箱单。发现缺少或者错发等现象要和生产厂商联系确认真实情况。如果确认缺少，应当立即按照生产厂家规定的程序申请补发货；如果确认错发，应当保管好错发件，并要求补发未发件，协助厂家安装工程师把错发件交回厂家。

⑦拆箱时要注意安全，防止野蛮作业，不要让无关的人员进入现场，防止小型零部件的丢失、被盗，要注意设备的安全和人身安全。

⑧运输或者移动设备时要掌握现场秩序，做到移动平稳、轻移轻放，尽量争取一步到位。

⑨设备的摆放位置要本着方便临床的原则，尽量按照使用科室的建议执行，如果确实不能按照使用科室的意见执行时，要说明理由，得到使用科室相关工作人员的理解。

（4）设备的物理连接。

①要求先切断电源，严格按照作业规范工作。

②线头切口要求平整光滑，长度适当，用力恰当，不野蛮作业，多股铜芯线要切头平整、无断芯或者少断芯，拆入接线孔不得有铜丝暴露在外。布线既要整齐，又要便于今后维修，还要防止信号干扰。剥线头时要离开配电柜变压器等暴露的地方，防止线头或者铜丝飞到变压器、接线柱或者线路板上造成短路。

③螺丝安装要求：螺丝刀和螺丝槽相适应，垂直用力，连接牢靠，防止把螺丝槽拧毛、拧断。

④地角螺栓的固定：使用与地角螺栓相配套的电锤、电钻打孔，孔的深度要与地角螺栓的长度相适应，且应当与设备垂直。同时，螺栓固定要保证牢固。

⑤物理连接完成后，安装人员要进行相互交叉检查，特别是对于线头的连接要用手试拉，检查是否连接牢固。

⑥在检查确认无误后，进行下一步的通电调试。

（5）通电调试。

①设备通电前，通知配电房电工把电源线连接到空气开关的进线端上。

②检查进线端的线径、变压器的容量是否符合设备的用电要求，对空气开关加标锁定，防止他人误操作造成触电事故。按照线号或者相序连接电源线和地线、中线。

③检查接地电阻值是否符合设备的要求，如果过大，或者不符合设备使用要求时应当要求重新做地线。

④再检查一遍接线是否正确，如果无误，接通电源。

⑤按照设备使用说明书或者各生产厂家规定的步骤操作调试，调试过程中如果发现意外，应当先切断电源。

⑥各组合功能件（或者附加功能件）的安装要求严格按照使用说明书进行。

（6）调试过程中如果发现某个功能不正常，应当根据生产厂家提供的程序予以确认并及时更换备件。最好找出产生故障的原因，特别要检测各个点的电压电流是否正常，防止更换备件后继续出现相同故障。

（7）根据不同厂家的要求，正确记载和备份各种调试数据或者图像。

（8）清洁场地和设备，安装工作完成后，要把设备清洁干净，现场整洁有序，粘贴生产厂家要求的各种标识，并告知科室相关人员标识的作用和使用方法。

（9）医疗设备的责任工程师需要做好设备的备件移交和保管工作。将随机工具、软件、备件逐项清点登记交给临床工程仓管部门，做好登记记录，让设备厂家工程师签字。

设备安装完成后进入设备签收阶段，设备责任工程师及设备操作人员按合同、仪器设备说明书要求，对仪器设备各项功能及指标进行试验及检查，检查其性能指标是否与说明书相符，是否达到合同的要求，并记录。如发现问题应及时反映给生产厂家并解决。如果设备责任工程师及使用科室操作人员共同确认设备调试完好，能够正常运行，可按设备厂家要求进行设备签收，进入保修期，在对设备的验收完成后，所有参加验收工作的人员必须在验收报告单上签名确认，验收人要认真填写《仪器设备验收记录表》，把相关照片附于表单对应位置。

（四）医疗设备的验收归档与报废

设备的档案管理贯穿整个医院医疗设备管理的全系统，验收工作是医疗设备管理工作中的重要组成部分，是检验医疗设备质量的第一关，也是检验订购合同执行情况的关键环节。负责验收的人员必须具备高度的工作责任心和专业技术水平，并且熟识验收工作流程。验收环节能判定医疗设备质量的好坏，将直接影响到疾病的诊断和治疗水平，也关系到医院的医疗质量、信誉和经济效益。

1.验收归档

（1）医院新购置设备到达院方前，供货方（代理商）必须与医院设备管理部门和临床工程部门负责人约定到货日期并预约开箱验收日期、时间、地点（必要时代理商必须提前约好商检部门人员现场查验）。

（2）在约定验收日期当天，供货方（代理商）携设备购置合同（含配置清单）或购置审批单按时到设备安装地点，与设备管理部门、临床工程部门、使用科室相关人员一起按合同内容进行现场点验。

（3）点验具体内容见设备验收报告单（现场提供），点验工作完成后由相应人员填写报告单中对应项目。

（4）由设备厂商工程师按技术手册要求安装、调试设备，该项工作完成后填写报告单中对应项目。

（5）由设备厂商工程师或专业培训人员对医院科室相关使用人员、工程师进行设备操作培训、基本维修培训和考核，填写《医疗设备培训记录表》，该项工作完成后填写报告单中对应项目。设备运转正常后，由使用科室验收人签字。

（6）厂商或代理商按合同要求向临床工程部门提交相应的技术资料，包括：①两套完整中文操作、使用说明书；②一套详细维修手册及相关电路图。

（7）设备现场安装报告。

（8）厂商或代理商、设备的证明文件。

以上工作完成后，设备验收报告单经临床工程部门负责人签字，确认验收结果。代理商凭设备验收报告单及设备购置合同或购置审批单、发票的原件及复印件到临床工程部门固定资产管理人员处办理设备出入库手续，验收流程结束，保修期以出入库时间计算为准。

2.设备报废

（1）设备的报废原则。

①已达到或超出使用年限，不能修复或无使用价值。

②主要结构陈旧，性能落后，精度变低，不能满足使用要求，无使用价值。

③严重影响安全，继续使用会引起事故。

④因事故或灾害造成严重损坏且修理费过高，无修复价值。

（2）报废的实施办法。

①固定资产报废应先由仪器使用单位按规定填写《设备报废申请表》。

②对提出报废申请的设备，需要经维修部门技术人员鉴定确认不能修复者才准予报废。

③办理完报废手续后，由设备器材科开列清单报财务部门注销账目。

（3）报废设备的处理。

①对已报废的医疗设备有保留价值者，可留作教学、科研或拆零配用。

②对已报废的医疗设备无保留价值者，定期会同设备管理部门、财务处、审计处、纪委等相关部门对废品进行处理。回收废品的公司必须具备相应金属废品回收资质。

二、医疗设备的维保流程管理

（一）医疗设备的保修流程

随着我国医疗事业的不断发展，医疗设备在医院的数量逐年增多，维修难度加大，维修成本越来越高。如何降低维修成本，已成为一个医院正常运转的重要组成部分，这不仅关系到医院整体管理质量的评估，而且还对医院的社会效益和经济效益产生重要影响。医院应强化自主维修能力，做好基础医疗设备的维修工作，压缩医院经营成本，有效维护医院自身的利益。同时，由于社会分工的细化，医院可以对CT、MRI、ECT、DR、彩超等大型设备进行保修，同厂家签署保修合同也是必要的，尤其在医院与厂家有对等的谈判能力的条件下，合理地选择保修厂家和保修时机，成本可能比自修低，用时也短。在医院有自修能力的情况下，也可以签订配件保修合同。合同签署后，临床工程部门还应做好保修管理工作，并监管保修合同执行情况，以防厂家保修质量打折扣。

1.大型设备维保方案的比较和评估

（1）维保方案的形式。大型进口设备维保工作在采取社会化模式时，设备的维保形式可分为多种类型：普通维修、临时维修、一般保修、全程保养、包零配件的保修、不包零配件的保修，或者只包括部分零配件的保修，以及相同设备打包等。这些保修的形式不同，服务程度也不同。大型贵重设备超出保修期后，需要进行有偿保养的设备占总数的2/3以上，并且逐年上升。维护管理及选择方案的好坏对于加强设备的维护管理、控制和减少维修成本尤显重要。

（2）维保方案的选择与故障处理时间影响成本的对比与评估。选择购买全包维保后，厂家售后工程部一般会把这些设备的维护保养纳入正常工作日程，选定工程师定期上门主动服务，不需要电话呼叫，同时必备的零配件也会提前订货，保证供应，不需要在发生问题后再准备，缩短了响应和处理时间，并且对设备也起到了良好的养护效果。

①维修流程响应时间的对比。

第一，购买保修后，维修的响应流程和时间：拨打400报修热线，维修人员会主动上门服务。故障诊断需要1天，备件递送需要2天，维修完成需要0.5天。不需换配件的话平均1天就可修好，更换配件时平均3～4天修好，每次故障维修比自修用时缩短3～5天。

第二，未购买保修响应流程和时间：拨打400报修热线，洽谈维修合同签订需1.5天，支付单次维修费用需1天，故障诊断需1.5天，签订零配件合同需1.5天，支付零配件费用需1.5天，配件递送需3.5天，维修完成需0.5天。如果不需要换配件时平均3天可完成；更换配件时平均需8～9天完成。停机8～9天对医疗工作影响是较大的。

②保修方案与开机率及成本对比。以西门子的双源CT为例，保修价格在150万左右，单个球管的价格在110万左右，单次维修累计成本远高于买全包保修的费用。另外，由于设备故障导致开机率下降造成的间接损失更是远远超出全保的价值。

③从设备维修实际发生的费用进行对比与评估。购买保修实际发生费用显示，相同情况下若不买年保修，实际发生的费用要多于购买保修实际发生的费用。以一台16排CT为例，购买年保修实际发生情况是年支付保修费50万元，实际发生的费用133万元，零配件实际发生的费用293万元。若不买年保修，产生的费用及配件费用是426万元。以上两项数据是售后服务部及使用科室双方计算机所统计的实际数据。

（3）维保方案选择与费用的评估。从上述例子可以看出，购买全包保修实际花费的费用比较高，若不购买全包保修，医院支付的费用则会更加惊人。虽然这是一个比较极端的例子，但从对比中可以得出结论：购买全包保修方案对医院是有益的。当然，不同的大型设备情况差异很大，还需要针对具体情况进行具体分析。

2.合理维修方案的选择方法

（1）最佳维保方案要通过必要的评估选择。设备故障停机带来的不便直接影响正常工作，少则2天，多则十几天，带来收入减少、工作停滞等一系列影响。由于设备故障一般都是突发性，维修厂商也准备不足，顺利时可以尽快解决，而复杂的故障如贵重部件、计算机主板损坏，需要停机等配件，所需时间会较长。而且大型设备损坏所发生的维修费用都较高，需要先进行议价谈判，无形之中使设备恢复的时间延长。因此，对设备故障的情况应实事求是做出分析判断。在进行合理比较的基础上，选择合理的维修方案提高设备开机率。

（2）方案对比与合理实施也能体现出效益。

①对于大型设备的维修，以医院内部的技术维修力量进行维保在现阶段是非常困难的。随着社会分工专业化程度越来越高，越来越细，生产厂家的技术封锁、知识产权保护的力度也会加大，生产厂家不会轻易输出维修技术和零配件。所以现阶段由厂商的专业售后服务机构承担维修工作是不得已的选择，也是选择社会化服务的最佳途径。

②根据近几年的实际情况，大型设备的免费保修期为1～2年，在超出保修期后一般不急于购买保修，待第3年或者出现故障时才开始进行维保方案的选择和价格谈判，这样可以节省费用，同时对服务商约束条款的谈判将会更有利于医院。

③通过实践分析、对比与评估，买保修要比临时维修更为合理，购买全包比购买半包保修更为合理。全包零配件比不包零配件更为合理，而且全保修的价格还有优惠。同时，包含零配件的价格为最低价格。因此，从整体上比较，选择全包保修的方案对于大型贵重设备来说是最为经济合适的。

（3）选择经济合理方案使设备维修管理质量得到提高。

①未进行设备保修的设备，其运行状态不能达到最佳，相应地使用寿命也会缩短。通过相关资料可以看出，未进行系统维护保养的设备一般提前1～2年报

废，而且在后几年设备的整体状况呈波浪式衰退，需要的维修费用大幅度增加。

②进行了系统维修保养的设备运行状态平稳，持续保证正常开机率，同时延长有效使用寿命，直到报废都处于良好状态，维修成本也比较平稳。由于正常开机率始终处于较高水平，使该套设备的实际价值得到了体现，而且创造超值的价值，减少了工作中的很多不便，维护了正常的工作秩序，也保证了相关工作的持续连贯性，为医疗工作的顺利运行提供了保障。

③购买全包保修的设备售后工程部和管理部门都建立了相应的档案，对其运行、维保、零配件的更换、费用的支付、设备的状态等数据都实时记录，使这台设备的运行记录内容丰富、翔实、参数准确，随时可以调用，对于设备评估和决策都能提供很好的参考。

④作为医院管理部门，应该在信任的基础上做好管理和监督工作，认真考查服务商的服务质量，发挥科室医技人员的积极作用，协调配合，共同做好设备的管理工作。

（4）医院设备技术人员的培养基地。在现阶段医院维修力量不足的情况下，借助设备售后维修技术优势，通过选择社会化维修服务，既确保了大型医用设备的正常运转，也借助这个平台，作为培养医院设备技术人员的基地，使其得到学习和锻炼，逐步承担起医院内部的设备维修工作，逐步培养出专业的维修生力军。

（二）医疗设备的配件管理

零配件是实施医疗设备维修工作的必要物质基础，它和维修技术人员、检修工具、医疗设备共同构成维修行为的四要素。在医疗设备的维修工作中，零配件的筹购与供应是一项非常重要的工作，做好这项工作不仅可以减少积压浪费，节约筹购经费，提高资金的使用效益，更为重要的是可以提高医疗设备的修复率和运行完好率，切实保障患者的救治工作顺利进行。

医疗设备维修零配件的筹购需要一定的时间，为克服其对维修效率的影响，缩短维修周期，零配件的筹购工作必须是超前的，是在没有明确需求的情况下以预测估算为依据的一种前期行为。因而，筹购工作存在误差是必然的，造成一定的零配件积压甚至浪费也是难以避免的。为减少浪费积压，零配件品种不能面面俱到，还会有相当一部分实际维修中需要的零配件缺件，需要临时采购。这是以牺牲经费为代价提高维修效率，以达到综合效益最优的一种必然选择。在保障医疗设备维修需要的基础上，为降低采购成本和节约储备资金，通过科学有效的管理提高整体经营绩效，是以下管理办法的制订基础：

1.采购管理

（1）采购前的准备。采购管理人员根据备件采购计划，对需求的各类备件的市场分布、生产厂家、价格及其变化趋势等进行综合性的调查、分析、论证，进行采购前的准备工作。

（2）供货商资信审查。对经市场调查后选定的各备件供货商进行资信审查（如民事资格、经营范围、注册资本、生产和技术水平、履约能力和企业信誉、产品质量等），以确定是否具有合同履约能力和独立承担民事责任的能力。

（3）供货商的确定。

①原则上对所有备件实行招（议）标采购。会同相关部门拟定投标资格厂商，并根据情况报相关部门进行资格或质量认可。投标资格厂商不得少于3个。供货商的确定过程一般包括：相关部门参与、集体招标、评标并初步确定中标单位；招标结果报分管领导审核、批准。

②对不能实行招标采购的物资，需要按"货比三家、质量先行、效益优先"的原则，会同相关部门一起做好与供货商的谈判工作，争取最有利于医院的合同条款及合同价格。

③经相关部门会签并报临床工程部门主任、设备管理部门、主管院长审核批准后，签订采购合同。

④"根据已签订的合同条款监督供应方对合同的履行情况，临床工程部门组织验收、入库。依据验收情况和合同相关条款等进行付款结算。及时处理合同执行过程中发生的相关事宜。"①

⑤备件分类中规定的委托采购备件，由临床工程部门统一议价后方可实施采购。

2.入库管理

入库管理主要管理工作体现在备件的验收上。

（1）外购设备、自制备件入库前必须进行严格的验收手续。验收由临床工程部门牵头，使用科室的主管工程师参与，在合同规定的验收时间内及时验

---

①李文源、吴汉森、陈宏文.医疗设备管理理论与实践[M].北京：北京大学医学出版社，2017：117.

收。验收内容包括型号、规格、数量、外形尺寸、外观质量、技术资料、技术文件等。

（2）验收时如发现验收内容不符合要求，应及时通知合同经办人员与供货单位并处理，统购备件部分要及时反馈相关单位。

（3）备件验收合格后，合同经办人应及时办理入库手续。仓库保管员要及时根据合同或有关凭证清点数量，签录入库单。

（4）对验收不合格或名称、规格、数量不符的备件，在处理前另行堆放，并及时通知有关部门和人员，在1周内处理完毕；对实物已到库，必要的验收凭证未到的备件，应进行预登记，备件妥善保管，待凭证送达后补办手续。

（5）验收时限要求：少量备件当场验收并登记入库，大批量或大件备件验收不得超过2天。

3.仓储管理

（1）备件验收合格办理入库手续后要及时上架、入账。

（2）备件的库房管理要做到"三清"（品名外观清、质量清、数量清）和"三相符"（账、卡、物相符）。

（3）库房应日清日结，按月做好备件的入库、出库统计工作。

（4）备件仓储期间的维护保养工作由生产基地备件管理部门提出技术要求，仓储人员负责实施，防止备件损坏、变形、老化和锈蚀，同时做好备件的防火、防盗等工作。贵重备件的库房应正确使用空调，保持适当的温度和湿度。

（5）根据上级有关规定做好备件年度盘点工作及季度、月盘点工作。

4.领用管理

（1）设备主管工程师领用备件，必须凭使用科室负责人签字的备件出库单，经备件管理部门核对后签字，方可到库房领取备件。

（2）保管员按照出库单，核对备件名称、型号、规格、图号、数量进行发放，领用人当面点清，核实质量。

（3）对于可修复的备件要采取交旧领新制度。旧备件修复后，需要验收并入库。

5.盘点管理

（1）日常性盘点由仓库保管人员负责。仓库保管需要做到账、卡、物相符；备件的收发、价拨和记账无差错；各类备件无超储、积压、变质、损坏现象发生。

（2）技术装备部负责组织半年、年终的全面盘点工作。盘点顺序为各生产基地先自查，技术装备部组织有关部门或人员进行抽查和重点检查。

6.出入库管理

（1）入库备件以实际采购价格入账，即以实际价计价；出库备件需要按统一规定划价后方可出库。

（2）入库单和出库单必须及时登记入账。将审批、审核无误的收发料单按要求输入电脑数据库。

（3）对日常的库存信息，包括周报表、月报表、定额执行情况等按规定日期上报至临床工程部门主管领导。

7.信息管理

（1）备件信息系统的数据录入、查询、复制、修改，报表的接收、发送和传递，使用统一的备件编码，做到在全系统内对各类备件进行统一描述。严禁越权操作，以防信息的丢失与泄密。

（2）对录入数据要适时、真实，不得虚报、迟报、瞒报，以保证数据库内容的翔实、可靠。

（3）根据采购工作性质和业务流程特点，备件信息系统设计应包括采购计划、统计报表、仓储管理、档案管理、综合查询、系统维护等模块。综合查询模块需要具备合同责任查询系统，内容包括合同签订人、责任人、审批人、执行过程、价格比较、到货结算情况等，其他功能有库存备件、客户档案查询等；仓储管理模块中应具备库存预警系统。

（4）备件信息系统中各项数据、信息均系商业机密，应做到定期存盘备份，不得丢失或随意删除。

（三）医疗设备的预防性维护

医院对医疗设备的维修一般都停留在被动维修的模式，只有在设备发生故障时才考虑维修。为了提高医疗设备安全使用水平，我们应对医疗设备进行预防性维修（PM）。

医疗设备的预防性维修保养是设备管理中一个十分重要的环节。通过坚持预防为主，注重维护保养相应制度、规程、计划和流程的制定与落实，并结合科学的、规范的操作方法，实现医疗设备维护保养的制度化、常规化、规范化。在现阶段，医院对于医疗设备的预防性维修可以参考以下几点进行：

1.建立规范的管理制度

每项工作都必须有一套切实可行的规章制度，因此我们需要制定医疗设备的维护保养制度、医疗设备巡查制度、医疗设备质量控制制度、各级岗位责任制、突发事件应急预案等。

2.制订预防性维修与保养计划

制订详细的预防性维修与保养计划，并根据这些计划对医疗设备进行日常和定期的维护与保养，可以保障设备的运行状态良好。该计划的内容主要包括：设备的电气安全等级、PM的周期、具体时间安排、应维护保养的设备、应进行设备维护保养的人员等。在PM计划实施的过程中，应根据设备的使用、运行与维护保养状况及时调整预防性维修计划，使之更加切合实际。

3.医疗设备预防性维修的实施

有些设备故障是由于操作者操作不慎或不严格按操作规程使用设备所造成的，轻则会影响医疗工作的正常运行，重则将导致仪器报废，造成较大的经济损失。因此，提高工作人员对仪器设备规范操作和日常保养的认识是非常重要的。医疗设备的维护保养工作一般可分为日常保养、定期保养和设备巡查。

（1）日常保养。细致的日常维护保养对保障仪器设备的正常运转至关重要。日常保养需要临床使用人员积极配合，主要应做到：保持仪器表面清洁，使用前应检查电压、电源或稳压装置是否正常，在使用的过程中注意观察仪器的功能、性能是否正常并及时填写日检记录。仪器设备发生故障时，除做好必要的记录外，还要及时通知维修维护人员，不得私自拆卸。

（2）定期保养。为了确保仪器设备的正常使用，应根据仪器设备的性能要求，由维修维护人员按PM计划对仪器设备进行定期PM和性能检测。PM完成后在被检设备上贴上相应PM标签，以表示该设备已实施PM检查，并提示下次PM实施的具体时间。定期预防性维护内容应包括以下方面：

①外观检查：首先检查仪器各按钮、开关、接头插座有无松动及错位，插头插座的接触有无氧化、生锈或接触不良，电源线有无老化，散热排风是否正常，

各种接地的连接和管道的连接是否良好。

②清洁保养：是对仪器表面与内部电气部分、机械部分进行清洁，包括清洗过滤网及有关管道，对仪器有关插头插座进行清洁，防止接触不良，对必要的机械部分进行加油润滑。

③更换易损件：对已达到使用寿命及性能下降、不合要求的元器件或使用说明书中规定定期更换的配件要及时更换，预防可能发生的故障。对电池充电不足的情况要督促有关人员进行定期充电，排除设备明显的和潜在的各种故障。

④功能检查：开机检查各指示灯、指示器是否正常，通过调节、设置各个开关和按钮，进入各功能设置，以检查设备的基本功能是否正常。通过模拟测试，检查设备各项报警功能是否正常。

⑤性能测试校准：测试各直流电源的稳压值、电路中要测试点电压值或波形，并根据说明书的要求进行必要的校准和调整，以保证各项技术指标达到标准。

⑥安全检查。电气安全检查：检查各种引线、插头、连接器等有无破损，接地线是否牢靠，接地电阻和漏电电流是否在允许限度内。机械检查：检查机架是否牢固，机械运转是否正常，各连接部件有无松动、脱落或破裂现象。

（3）设备巡查。巡查也是PM工作的一项重要的组成部分。巡查是对重点科室的设备或重点设备的运行情况、磨损和老化程度进行检查，以便早期发现设备存在的隐患，及时进行修理，避免或减少突发故障，提高设备使用率。

设备巡查应包括：设备摆放位置检查；设备外观检查；设备开机运行状态（功能、性能、噪音等）检查；设备安全检查；使用人员操作设备情况检查。同时询问日常使用人员有关设备的日常使用与保养情况，做好相关记录。维修维护人员定期到设备使用科室巡查，动态地了解设备使用情况、运行状况、操作人员操作情况，发现问题及时解决、及时向使用科室反馈、及时与操作人员沟通。这样，不但增强了维修维护人员的主动服务意识，提高设备维修的及时性，而且促进了维修维护人员与使用人员的沟通，更有效地配合了临床科室医疗工作。

（4）做好维护与保养记录。根据不同的设备制订相应的医疗设备维护保养情况记录表，并认真做好设备的维护、保养记录。在每次完成预防性维护后，由维护工程师书写预防性维护报告。报告内容包括：预防性维护的设备名称，设备编号，执行时间，再保养时间，预防性维护的内容、效果等。通过查看记录可以了解使用科室对维护服务情况的满意度。根据维护保养情况记录表的内容，动态掌握和分析设备的运行状况。通过维护保养工作，降低设备的故障发生率，保证设备的安全、稳定运行，延长设备的使用寿命。

（四）医疗设备的巡检分析

第一，工作环境及设备外观检查。通过对设备的工作环境及外观的检查，可以基本了解使用人员对设备的爱护情况和日常保养、工作环境、日常工作量等。设备的日常防水、防尘直接影响操作面板及按键的好坏，例如输液泵、血透机、超声清洗机等易接触液体的设备，必须及时修复破损的防水面板，以防液体渗进设备内造成更大的损害。存在环境不良的情况时应及时要求使用单位改善或汇报相关领导和部门协调解决。

第二，设备内外除尘清洁。防尘是电气设备的共同要求，特别是具有较大的散热排风装置或高压静电部件的设备，设备内部易聚集和吸附大量的尘埃，只有去除这些积尘才能保证良好的散热功能，并防止积尘导致的绝缘程度下降。同时，积尘还会降低一些传感器的检测精度和一些运动机件的运动精度。机内除尘的方法一般有两种：一是用毛刷清扫，配合吸尘器吸走积尘，优点是除尘彻底，缺点是费时费力还可能需拆卸某些部件；二是用大力吹风筒将积尘吹出机外，优点是省时省力，缺点是除尘不够彻底，还有可能造成环境污染。因此两种除尘的方法需要结合使用。

第三，机械检查及紧固。任何设备都需要机械部件的支持连接，特别是机内存在运动或震动部件的设备，如CT、X线机、生化仪等，这些机械部件的安装、运转的可靠与否，直接关系整套设备的安全使用。检查的重点是各种安装、连接、支撑件的形态及老化情况（一些塑料件要重点检查），如风扇的运转；传动系的皮带齿轮链条的松紧及磨损；轴承、导轨的磨损；限位开关、位置传感器、编码器的位置、碰块、轴连等是否有变动和松动；运动部分的安装件是否紧固，关键部位要用力矩扳手检查固紧；联动的电线电缆及管路是否扭折、绑扎是否松动等。

机械检查通常采用"一听二看三试"的方法，"听"指听机械振动及运转的声音是否正常，"看"是指观察有无松动、变形、老化、运动阻滞、打滑等情况，"试"是指通过加外力来检查机械的紧固和运动情况（如用力矩扳手检查螺丝螺母、测量电机的运转电流、检查运动阻力及平衡等）。机械检查紧固是预防性维修最重要的内容，也是最容易发现问题和进行补救的环节，必须给予足够的重视。

第四，机械润滑。机械运动中，润滑是否良好至关重要，因为这直接关系到机械部件的使用寿命和相关功能的发挥，有时一滴润滑油就能解决大问题。机械润滑的要求比较严格，润滑剂的选择、更换、添加周期及方法根据不同的部件、材料、位置、受力等情况进行改变，不能盲目进行润滑，否则可能适得其反，甚至造成大的损失，因此润滑要参照有关资料按要求和指导进行。

第五，电源系统检查。电源系统是现代医疗设备的"心脏"，也是设备发生故障的主要部位，电源问题导致设备故障占设备总故障数量的30%以上。电源系统检查包括机外交流电源（供电及交流稳压电源、UPS等）、机内直流电源和地线系统，电源检查主要是测量并记录各相交流电压及平衡情况、各组直流电压、接地电阻等，参照设备资料判断这些值是否超出正常范围，如有大的偏差，需要进一步分析、找到原因进行修理或调整。

电源线及插座、保险及保险座也要认真检查及时更换，这些部件极易引起电源接触不良，导致不必要的损失。机内电源的产热散热情况要根据设备的工作环境及连续工作时间进行评估，有必要的需要考虑加装或加大散热装置，以提高电源的稳定性和延长电源的使用寿命。地线不仅在设备发生漏电时保障人体的生命安全，而且对提高仪器的抗干扰能力、保证稳定性及精度十分重要，在检查时要给予足够的重视。

第六，接插件检查。接插件在医疗设备内随处可见，它是保证设备内各种信息安全准确传递的重要环节。接插件不良主要表现在信号失真和信号中断，从而引起一些设备时好时坏、工作不稳定等问题。目前国产的许多接插件在质量上仍然很不过关，在进行设备维护（尤其是使用了几年的设备）时要特别注意，要进行相应的处理固定或绑扎，必要时给予更换，这样有利于提高整机的稳定性。

第七，管路系统检查更换。许多医疗设备涉及液体、气体，具有比较复杂的管路系统，主要包括管道、过滤器阀、泵等部件，管路系统的老化、堵塞、失灵是常见的故障原因。有计划地清洁（清洗）管路、更换管道及滤器、保养阀泵等，可以做到对设备进行日常保养，也可以大幅度地减低设备的故障率，对大部分的检验仪器和透析系统有特别的意义。

第八，光学系统检查及清洁。光学系统的维护原则是"重检查轻调校"，主要包括光源系统的散热检查、光路的清洁检查、镜头的清洁及真菌检查，注重加强防霉处理。由于光学系统非常精密，同时也十分脆弱，因此在进行除尘、清洁时必须十分小心和细心，并需要具备一定的理论基础和实践经验，否则可能会造成不可挽回的损失。

第九，大功率部件检查。大功率部件主要指一套设备中具有大电流、高电压的元器件，如电源稳压调整组件、集成稳压模块、电源逆变器、电磁驱动模块和加热器件等。它们具有体积大、产热多、热胀冷缩等特点，要求有比较好的散热条件，这些器件相关的焊点易出现脱焊或虚焊、接线端易出现氧化或松动，与之紧贴靠近的一些其他组件也易因受热而性能下降或损坏。在预防性检修中要认真检查，及时处理发现的隐患，对降低整机故障大有益处。

第十，易损耗元部件检查更换和备置。易损耗元部件常常有其理论寿命，但由于使用时间和保养状况的差异，实际寿命和理论寿命可能有较大出入，要根据实际情况判断哪些需要马上更换、哪些需要准备备件。如果因为这些部件损坏而导致较长时间的停机，有关设备的管理维护人员需要承担主要责任。

第十一，设备报警测试及参数调校。任何一台设备在维护完毕时都要进行全面的检查和试用，必须保证设备的安全使用，对一些重要的报警条件进行测试，核对有关指标参数并记录，需要调校的参数先分析原因，再逐步调校，绝对要避免盲目调整。对不符合设备出厂参数的要分析原因，给予说明，以便下一次维修或维护时参考。

第十二，软件系统测试、整理及备份。现代医疗设备很多都嵌入了计算机技术，我们要尽量利用设备随机配备的软件对设备进行测试、诊断，了解设备内部运行的一些状态，判断是否需要进行更进一步的检修。软件部分也是一套设备较易发生故障的地方，有条件的要进行硬盘整理和系统备份。

第十三，其他特殊方面。有些设备要求一些特殊的维护保养，可将其专门列出，按指定方法和要求完成。例如CT、MRI、DSA、放疗设备、高压氧舱等大型设备要参照厂家的技术要求和国家的法规要求，完成更加细化的检修保养工作。

第四节　医疗设备的质量检测与控制管理

一、医疗设备的质量检测

质量管理是确定质量方针、目标和责任，并借助质量策划、质量控制、质量保证和质量改进等手段来实施的全部管理职能的活动。医疗设备的应用质量检测是指通过专业检测设备按计划定期对在用医疗设备各项技术参数进行测试，判断其是否满足相应标准、规程和技术规范的要求。

医疗质量是医院的生命，是医院赖以生存的根本，也是患者选择医院最直接、最主要的标准之一。医疗质量管理是当今医院管理的核心和主题。而良好的医疗设备质量控制是保证医疗质量的重要一环。在现阶段，医疗设备的质量控制还有很多需要完善和改进的地方。改进这些不足，以进一步提高医院的核心竞争力。

（一）医疗设备质量检测的目的

医疗设备质量检测的目的是保证医护人员工作中所使用的医疗设备能达到国家要求的技术标准，并且保证设备处于安全状态，从而确保患者的安全治疗。

（二）医疗设备质量检测的意义

第一，医疗设备的安全使用不仅取决于医务人员的规范操作，也与医疗设备本身是否处于安全使用状态密切相关。若不能对医疗设备进行质量检测，就无法保证医疗设备使用的安全性和有效性。因此医疗设备质量检测是医疗保障的基础和保证。

第二，医学计量只能反映检测时医疗设备的质量情况，无法长时间或者定期进行监测。医疗设备的质量控制检测可以适时、定期进行，是医学计量的很好补充。

第三，临床工程技术人员通过对医疗设备进行定期质量检测，分析评估检测数据，从而做好设备的预防性维护和保养工作。同时，在检测的过程中也能够及时发现医疗设备潜在的故障并解决。因此，做好医疗设备质量检测不仅保证了设备的安全，更大幅降低了设备使用中的风险，使医疗工作更加安全、有效。

（三）医疗设备质量检测的类型

医疗设备的检测类型包括验收检测、定期检测、维修检测。

第一，验收检测。对安装好的设备进行投入前的全面检测，检测各项技术参数是否达到相关要求。

第二，定期检测。对已经投入使用中的设备进行定期、全面的各项功能测试，确保设备处于安全状态。

第三，维修检测。对发生故障经维修后的设备进行质量测试，测试各项功能是否符合标准。

二、医疗设备的质量控制

不同类型的医疗设备质量控制的方法也有所不同。在本书中，主要以医院中生命支持类的部分医疗设备质量控制为例进行简述。生命支持类医疗设备包括呼吸机、多参数监护仪、输液泵、注射泵、除颤仪、婴儿培养箱等设备，该类设备质量的好坏与患者的生命安全密切相关，因此，其质量控制尤其重要。

（一）呼吸机的质量控制

1.呼吸机的功能

呼吸机作为一项人工替代自主通气功能的有效手段，已普遍应用于临床中。它对预防和治疗呼吸衰竭、减少并发症、挽救及延长病人生命至关重要，其主要功能是控制或辅助患者呼吸。在分析呼吸机结构时应了解其吸气转为呼气或者呼气转为吸气的过程。现在呼吸机产品种类非常多，但其基本结构大致相同。了解呼吸机的基本结构有助于使用者正确使用呼吸机并发现使用过程中的问题。

人体正常的呼吸依赖于胸廓、肺泡、支气管等器官的合作，呼吸机不需要呼吸中枢的控制就能辅助人体的呼吸动作。不同类型的呼吸机工作原理不同，不同的病因所需要的呼吸机作用也不同。但是无论哪种类型的呼吸机，其最终目的都是维持相对正常的呼吸动作和评吸功能。

2.呼吸机的结构

呼吸机一般由氧气源、电磁阀、混合空气装置、限压阀、湿化器和温控电路、气道阻力表、呼吸阀、信号盒、电磁阀控制电路九部分组成。

（1）氧气源：它是存储氧气的装置，专为患者提供吸气时所需的氧气。一般由高压氧气瓶或医用气体系统供给。

（2）电磁阀：电磁阀是氧气源的开关阀门。它与机械调节阀门不同之处在于它是由电控制的，即通过控制电磁阀线圈电流的通与断，来控制其阀门的开与关，从而使气流通畅或阻断。它的工作原理与普通继电器有些相似。

（3）混合空气装置：混合空气装置利用高速流体侧向压力减小的原理，由高速喷嘴喷射出氧气，产生负压区，两侧的空气压力大于负压区，从而将空气卷入高速流动的氧气之中，得到混合空气。

（4）限压阀：限压阀是确保气体以一定压力输出的气体限压装置，该机出厂时，一般调到6 kPa（60 cm H$_2$O）。若机器输出气压超过此数值，将自动泄放气体；以确保病人安全。

（5）湿化器和温控电路：它是一个装有恒温水，气体可以进出的恒温装置。该装置可以免除病人肺部受冷空气的刺激，避免呼吸道黏膜脱水，起到类似于人体呼吸道的湿化、过滤、温暖的作用。温控电路是用来调节湿化器中的水温，并使之保持恒定的电路。

（6）气道阻力表：该表是用来指示病人呼吸道阻力大小的装置。由呼吸道阻力和氧气源压力可以分别推算出氧气的含量（不包括空气中的含氧量）和潮气量。

（7）呼吸阀：它是利用气动的办法，驱动两个活瓣，实现呼气、吸气、负气压三个信号通过时合理结合的装置。吸气时，吸气活瓣开，机器向患者单向送气；呼气时，吸气活瓣关闭，呼出的气体由呼气道排出。

（8）信号盒：它由一个灵敏的弹性膜片带动一对密封电气接点构成。当吸气负压达到一定值时，接点断开，信号盒输出一个脉冲信号。这样，把患者吸气负压变换成了电信号，并输入"电磁阀控制电路"，起到对电磁阀的控制作用。

（9）电磁阀控制电路：电磁阀控制电路通过计算机系统控制电磁阀的通或断，以实现所设置的呼吸频率、呼吸时间比、同步呼吸、主动呼吸及辅助呼吸等功能。

3.呼吸机的检测

（1）外观检查：检测呼吸机机身生产厂家、出厂日期、型号、机身编号、电源电压等信息。

（2）基本功能检查。

①开机自检功能：呼吸机开机后能完成自检过程。

②各类按键调节功能：面板上的各类控制旋钮及按键能否进行相应的调节。

③各个模式下的通气状况：测试各种通气模式，判断其是否正常通气，根据呼吸机显示曲线和气流分析仪测得的曲线进行对比分析，从而判断呼吸机通气模式的性能。

④通气参数性能测试。

第一，潮气量：潮气量低于100 mL或者每分钟通气量小于3 L/min的呼吸机，检测时需要连接儿童管路和儿童模拟肺，其精度须达到说明书提供的要求。当潮气量大于100 mL或者每分钟通气量大于3 L/min时，呼气潮气量或者呼气每分钟通气量的测试装置应正常工作，最大误差在 ± 15%。

第二，呼吸频率：在呼吸机容量控制（VCV）模式下，将呼吸机潮气量设为 VT = 400 mL，吸呼比设为I：E = 1：2。此时分析仪测量值与呼吸机设定的误差应在 ± 2 bpm以内。

第三，吸呼比：呼吸机发展到现在，在时间控制上已十分精准，如非特殊情况，一般不需要测量。

第四，吸气压力水平：在压力控制（PCV）模式下才能对吸气压力水平进行检测。把呼吸频率设为f=15次/分钟、吸呼比设为I：E=1：2、PEEP = 0 cm H_2O、吸气压力分别设为10 cm H_2O、15 cm H_2O、20 cm H_2O、25 cm H_2O、30 cm H_2O。测量误差应在 ± 2%满刻度+4%实际读数。

第五，呼气末正压（PEEP）：呼气末正压在压力控制（PCV）/容量控制（VCV）模式下进行检测，呼吸机吸气压力水平为20 cm H_2O。呼吸频率f=15次/分钟、吸呼比I：E=1：2，PEEP分别设为10 cm H_2O、15cm H_2O、20cm H_2O、25 cmH_2O、30cmH_2O。测量误差应在 ± 2%满刻度+4%实际读数。

第六，吸入氧的体积分数（FiO2）：吸入氧的体积分数依然是在压力控制（PCV）模式下进行检测，分别测试F_iO_2为20%、40%、60%、80%、100%时的测量值。误差应在 ± 10%。

（3）安全报警功能检查。

①气路压力上限/下限报警：气道压力超出报警设定值，呼吸机应提示"气道压力高/低"报警。

②每分钟通气量高/低报警：每分钟通气量超出报警设定值，呼吸机应提

示"每分钟通气量高/低"报警。

③窒息报警：设定呼吸机为辅助或支持模式，无触发或回路断开，呼吸机应有"窒息"报警。

④呼吸回路脱落报警：当患者呼吸回路断开时，呼吸机应进行相应报警。

⑤电源报警：当外部电源断开时，呼吸机应转到内置电源继续维持正常运转。当电池电量低时，呼吸机应有电池报警提示。

⑥气源报警：当空气、氧气压力低于正常范围时，呼吸机应有气源报警。

（二）多参数监护仪的质量控制

1.多参数监护仪的功能

多参数监护仪可以利用其各功能模块对患者进行实时、持续性的生命体征检测，包括了人体的心电信号、心率、血氧饱和度、血压、呼吸频率和体温等重要参数，实现对各参数的检测并且在出现异常时进行报警。由于监护仪反映的参数是患者实时的体征数据，所以它可使医师对患者当下的状态进行准确地判断。虽然监护仪的种类繁多，但是其功能和原理基本相同。

2.多参数监护仪的结构

监护仪主要是由各类传感器和信号处理系统等构成。各种生命体征信号通过传感器转为电信号，经过放大后送入计算机系统进行显示。医用监护仪主要由信号检测部分，信号的模拟处理部分，信号的数字处理部分，信号的显示、记录和报警部分组成。

（1）信号检测：信号检测部分包括各种传感器和电极。所有有关患者生命体征的信息都是通过传感器获取的。传感器通常测量心率、心电、脑电、体温、呼吸等。

（2）信号的模拟处理：信号的模拟处理主要将传感器获取的信号放大，同时减少干扰信号，并且对有用的信号进行转换。

（3）信号的数字处理：信号的数字处理主要包括信号的运算、分析及诊断。例如通过复杂的运算，对心电信号自动分析和诊断，识别心电信号中的各类波形，确定基线，区别心动过速、心动过缓、早搏、漏搏等。

（4）信号的显示、记录和报警：各类信号通过处理后在监护仪显示屏上以曲线或者数字的方式显示出来。当数据超出了设定范围值时，通过光报警和声报警提醒医护人员进行相应的操作。在整个监护过程中，心率、体温等数据都被记录仪保存下来。

3.多参数监护仪的检测

（1）外观及配件检查：检查设备外观是否有损伤，仪器信息是否完整，各导联线是否完整无裸露。

（2）各类按键调节和参数设置检查：所有旋钮及开关是否牢固可靠，定位正确。

（3）性能测试。

①心率检测：分别测试心率在30次/分钟、60次/分钟、100次/分钟、120次/分钟和180次/分钟，并记录监护仪心率示值。心率最大允许误差为±5%。

②心律失常功能检测：开启心律失常检测功能，通过模拟器设定1个室颤信号至监护仪，观察监护仪有无心律失常显示及报警。

③呼吸频率检测：设置模拟器呼吸检测项目的基线阻抗500Ω，阻抗变化为3Ω，设置模拟器输出呼吸率信号在15次/分钟、20次/分钟、40次/分钟、60次/分钟和80次/分钟，并记录监护仪呼吸频率示值。最大允许误差为±3%。

④过压保护测试：将监护仪设置为成人模式，将模拟器输出血压为330 mmHg，观察监护仪接受血压信号在330 mmHg前有无快速放气。将监护仪设置为新生儿模式，将模拟器输出血压为165 mmHg，观察监护仪接受血压信号在165 mmHg前有无快速放气。

⑤无创血压检测：分别测试60/30（40）、80/50（60）、100/65（76）、120/80（93）、150/100（116）5组参数，观察并记录监护仪上示值。收缩压和舒张压的最大允许误差在±10 mmHg。

⑥重复性测试：在五组血压测量中，对偏差最大的一组进行重复性测试，连续进行五次测试，记录偏差。

⑦单次血压最长测量时间：将监护仪设置为成人模式，设置模拟器血压输出信号255/195（215），检测血压值并记录测量时间。测量时间从加压到泄气至15 mmHg的时间应小于180 s。将监护仪设置为新生儿模式，设置模拟器血压输出信号120/80（95），检测血压值并记录测量时间。测量时间从加压到泄气至5 mmHg的时间应小于90 s。

⑧漏气率检测：将模拟器设置为漏气测试模式，设置预设压力为200 mmHg，袖带内压力上升至200 mmHg后，等待1 min，开始观察和计算设备漏气率。漏气率应不大于6 mmHg/min。

⑨血氧饱和度检测：将模拟器血氧饱和度设置为85%、88%、90%、98%和100%，记录监护仪饱和度示值。其最大允许误差为±3%。

（4）安全报警功能测试。

①心率报警：当监测心率超出监护仪心率报警设定范围值时，应有相应报警和报警信息。报警延迟时间小于10 s。

②呼吸频率报警：当监测呼吸频率超出监护仪呼吸频率报警设定范围值时，应有相应报警和报警信息。报警延迟时间小于10 s。

③无创血压报警：当收缩压（舒张压）检测值超出设定范围值时，应立即出现报警提示。

④血氧饱和度报警：当监测血氧饱和度超出监护仪血氧报警设定范围值时，应有相应报警和报警信息。报警延迟时间小于10 s。

⑤异常心电报警：当监测心电波形出现室颤、房颤等异常情况时，应立即出现报警提示。

⑥心电导联、血氧探头脱落报警：如果在正常工作时，监护仪检测到心电导联和血氧探头脱落，应立即出现报警提示。

⑦电池电量报警：在使用内部电池供电，蓄电池接近耗尽时，应立即出现报警提示。

（三）输液泵、注射泵的质量控制

1.输液泵、注射泵的功能

医用输液泵是一种将单位时间内液体量及药物均匀注入静脉内，且能够控制输液滴数和流量的仪器。

2.输液泵、注射泵的结构

（1）输液泵结构：输液泵主要由微机系统、监测装置、报警装置、输入及显示装置泵装置构成。

①微机系统：是整个系统的"大脑"，对整个系统进行智能控制和管理，并对检测信号进行处理，一般采用单片机系统。

②监测装置：主要是各种传感器，如红外滴数传感器（负责对液体流速和流量的检测）、压力传感器（负责堵塞及漏液的检测）和超声波传感器（负责对气泡的检测）等，它们可感应相应的信号，这些信号经过放大处理后，送入微机系统进行信号处理，并得出控制指令，然后进行相应的控制操作。

③报警装置：传感器感应到信号经微机处理后，得出报警控制信号，再由报警装置响应，引起人们的注意，同时进行正确的处理。主要有光电报警和声音报警（扬声器和蜂鸣器）等。

④输入及显示装置：输入部分负责设定输液的各参数，如输液量和输液速度等。显示部分负责显示各参数和当前的工作状态等，多采用LED数码管显示和LCE液晶显示。

⑤泵装置：是整个系统的"心脏"，是输送液体的动力源。泵装置有很多种，如蠕动泵、弹性输液泵、半挤压式智能输液泵等。目前最广泛使用的是蠕动泵。

输液泵工作时，由步进电机带动凸轮轴转动，使滑块按照一定顺序和运动规律上下运动，依次挤压静脉输液管，使液体定速定向流动，它的优点在于可大范围控制输液总量和输液速度，有全面报警装置，同时其精确性、安全性、稳定性较好。

（2）注射泵结构：医用注射泵是一种定容型的输液泵，功能与输液泵基本一样，同时具备操作简单、定时精度高、流速稳定、易于调节、小巧便携的特点。常用于各类血管活性药物、强心药物、镇静药物、降血糖药物及电解质溶液等。在临床上广泛用于ICU、CCU、NICU或手术室内。

注射泵主要由步进电机及其驱动器、丝杆和支架等构成，由于其具有往复移动的丝杆、螺母，因此也称为丝杆泵。螺母与注射器的活塞相连，注射器里盛放药液。工作时，单片机系统发出控制脉冲使步进电机旋转，而步进电机带动丝杆将旋转运动变成直线运动，推动注射器的活塞进行注射输液，把注射器中的药液输入人体。

3.输液泵、注射泵的检测

（1）外观检查：在对输液泵进行性能检测之前必须对外观进行检查，检查的内容包括铭牌应完好、设备相关信息应完整；外壳应无影响其正常工作或电气安全的机械损伤，输液泵管槽内应洁净无污渍。

（2）按键检测：各种按键或调节旋钮应能正常对设备相关参数进行设置。

（3）性能检测。

①流量准确度测试：按照检测仪检测方法连接输液泵，输液管路按被检输液泵说明书要求安装（注射器按被检注射泵说明书要求安装）。分别设置输液泵流量25 mL/h（注射泵流量设置为5 mL/h）、检测时间60 min，采用间隔30 s；如果60 min测试结果超出被检输液泵流量允许误差，则应至少延长测试时间60 min。测得实际流量示值误差应不超过±10%。

②阻塞报警压力阈值测试：连接方法同流量测试一样，输液泵流量25 mL/h（注射泵流量设置为5 mL/h），若被检设备阻塞报警压力阈值能够选择，则分别将其置于最大值和最小值，完成阻塞报警测试。记录阻塞压力报警时间和阻塞报警压力值。阻塞报警压力值应在±13.3 kPa以内。

（4）报警功能测试。

①操作遗忘报警：输液泵/注射泵通电后，在未启动输液的情况下静置几分钟，如泵发出警报，表示操作遗忘报警合格。

②预注射结束报警：输液泵/注射泵在设定容量或者即将注射完成前会发出临近结束报警和结束报警，表示该项报警合格。

③电池低电量报警：输液泵/注射泵使用内置电池供电时，当电池临近耗尽时发生报警，表示该功能合格。

④开门报警：输液泵正常工作时开启泵门，应发生开门报警并停止输液。该功能只有输液泵具有。

⑤气泡报警：当气泡流经输液泵时，应当发生气泡报警。该功能只有输液泵具有。

⑥阻塞报警：输液泵输液过程中输液管道受到阻断，机器应发生阻塞报警。

⑦其他报警：包括拉栓报警、注射器移动报警等，具体参照特定品牌型号输液泵使用手册说明。

（5）电源切换功能：输液泵正常工作时，如出现外部电源断电或供电电压超出机器正常工作要求范围时，应立即自动切换至内置电源继续供电，维持机器正常工作，并有内置电池供电指示。

（6）其他功能测试：其他功能测试包括工作模式、报警音量、快速输注、排空等功能测试。具体功能参照产品说明书，检测是否达到其标称的功能。

（四）除颤仪的质量控制

除颤仪的质量提升体现在对以下方面的控制：

1.除颤仪的功能

心脏除颤器又称电复律机，是目前临床上广泛使用的抢救设备之一。它用脉冲电流作用于心脏，实施电击治疗，消除心律失常，使心脏恢复窦性心律，它具有疗效高、作用快、操作简便及较为安全（与药物相比较）等优点。

2.除颤仪的结构

除颤仪主要由除颤充/放电电路、心电信号放大/显示电路、控制电路、心电图记录器、电源和除颤电极板等组成。

（1）除颤充电及控制电路：这部分电路包括直流变换器、高压储能电容、储能指示、除颤充电控制（包括高压充电安全）电路等。

①直流变换器：作用是将低压直流变换成高压直流，以便向储能电容充电。

②高压储能电容：充电和放电由高压真空继电器及其控制电路监控。

③储能指示：用以指示高压电容的储能值，以便监视储能大小。

④除颤充电控制电路：作用是高压过充自动保护，即充电能达400 J时，仪器将自动停止充电，使之对储能电容的充电能量限制在400 J以内，从而保证使用安全。

⑤高压充电安全电路：一旦充电达到400 J而充电被自动停止以后，如果再要转入充电状态，就必须等到储能电容上的电压值降低到某一数值时（如储能值低于300 J）方能实现，这样就更加保证了高压充电的安全。

（2）电源装置：电源装置提供电能量，向心脏放电。能量强度单位为焦耳。

（3）同步触发装置：同步触发装置控制放电方式。

（4）电极板：电极板是直接与患者接触的放电装置，也可感知患者心电，起心电图导联作用。

（5）心电示波器：心电示波器用于观察患者心电图。

（6）除颤放电控制电路：除颤放电控制电路可分为驱动和控制部分。

（7）电源部分：电源部分除了使用220 V交流电源以外，为便于急救，还设有设备自用电池。

3.除颤仪的检测

（1）外观检查：检查除颤仪及安装台车外观有无损坏，表面是否干净整洁，外接除颤手柄、电源线、心电导联线等是否齐全，连接是否正确、可靠，除颤手柄电极和手柄插槽放电电极片是否有氧化，通风口和过滤器是否清洁，控制按钮上的标示是否清楚，警示标识是否清晰可见。

（2）按键测试：各种按键或调节旋钮应能正常对设备相关参数进行设置。

（3）性能测试。

①心电监护性能。

第一，心率检测：将除颤仪心电导联线与除颤分析仪连接，将除颤仪心电导联设置为Ⅱ导，除颤分析仪心率分别设置为60次/分钟、90次/分钟、120次/分钟、150次/分钟，读取除颤仪相应的心率测量值，误差不应超过±5%。

第二，心电记录检测：将除颤仪心电导联设置为Ⅱ导，除颤分析仪心率设置为60次/分钟、记录一段心电图，测量R-R波间隔，应为25 mm±5%。

②除颤性能。

第一，除颤能量精度检测：将除颤仪能量分别设为5 J、10 J、20 J、30 J、50 J、100 J、150 J和最高能量，进行除颤能量检测，误差应在±15%或±4 J。

第二，同步放电延迟时间检测：将除颤仪心电导联线与除颤分析仪连接、除颤分析仪设为同步除颤检测模式，心电信号选择正常窦性心律80次/分钟，将除颤心电导联设置为Ⅱ导、除颤模式设为同步模式，能量选择100 J执行同步除颤操作，同步放电延迟时间应不超过60 ms。

③每分钟充放电次数检测：将除颤分析仪放电负载设为50 Ω，除颤能量设为除颤自检能量值，1 min内完成除颤充放电操作应不少于4次。

④自动放电时间检测：将除颤能量设为自检能量值，执行充电操作后放置不动，除颤仪自动内部放电时间不超过60 s。

⑤电池性能检测：断开除颤仪外部交流供电电源，使用内部电池供电，除颤仪能量设为最大值，连续执行15次除颤充放电后，第16次除颤充电时间应不超过15s，放电能量误差不超过±15%。

⑥打印功能检测：检查打印是否清晰，走纸机构是否正常。

（4）报警功能测试。

①充/放电完成报警提示：当除颤仪充电能量达到设定值，以及除颤放电完

成时，除颤仪均应发生报警提示音。

②电池低电量报警：除颤仪内置电池电量临近耗尽时应发生报警，并有相关信息提示。

（五）婴儿培养箱的质量控制

1.婴儿培养箱的功能

婴儿培养箱又称密闭培养箱，为早产婴儿或需要保温的新生儿提供一个空气洁净、温湿度适宜的生活环境。婴儿培养箱到今天已经有100多年的历史，其模拟母体内环境，有利于提高婴儿生存率。婴儿培养箱是治疗设备也是护理设备，具有较高的医疗风险，因此其设备质量管理非常关键。今天的婴儿培养箱具有模拟子宫环境的功能。目前最先进的婴儿培养箱不仅能对温度、湿度按设定值进行自动控制及对氧浓度实时监测，还可以提供各种附加功能，如拍X线片和称重等。

2.婴儿培养箱的结构

（1）婴儿舱：婴儿舱位于婴儿培养箱上部，是一个温度恒定、可直接观察婴儿、与周围环境相对独立的半密闭空间，由恒温罩、婴儿床、操作窗、舱门及婴儿舱、空气混合槽隔离板组件等构成，具备良好的可视性，便于护理操作，易于消毒清洁、维持适宜环境等。

①婴儿床：用于承载婴儿。有的婴儿培养箱的床板下安装电子体重计，可以对婴儿体重进行测量和监测，便于掌握婴儿生长发育状态。

②恒温罩：一般材质为透明色的有机玻璃，便于观察舱内婴儿状态。

③舱门：用于取放婴儿。

④操作窗：供医护人员对婴儿进行护理操作时使用。

⑤辅助管线窗：专用于输液管等细小线的进入。

⑥辅助管道架：用于支撑呼吸机管路，以减少进行呼吸机治疗时对婴儿的伤害。

⑦婴儿舱与空气混合槽隔离板组件：将空气混合槽与婴儿舱隔离，与恒温罩共同构成一个箱体，板上有循环空气的进风口和回风口，使温暖湿润的热空气在婴儿舱内以特定的方式不断循环，保持一个适宜的环境。

（2）控制单元：控制单元一般在婴儿舱下方，负责婴儿培养箱整体功能的实现，包括电源模块、主控板、操作显示模块面板、恒温控制模块、湿度控制模块、氧浓度控制模块等。主要的功能有：接收控制指令和参数、控制婴儿舱内部环境参数、检测异常情况并报警等。

①电源模块：为控制单元各模块提供相应的工作电源。

②显示操作模块：进行各种参数数值设置，并通过显示窗显示婴儿舱内环境参数设定值和实际值。

③主控板：根据设置参数驱动各个控制调整模块，使婴儿舱环境温度符合要求。并能在异常情况下发出警报，提醒医护人员进行相应处理。

④恒温控制模块：包括空气循环动力风扇和加热器及相关的传感器。风机传感器为检测风机工作异常的测速电路，以便及早发现因动力风扇运转速度不足，或风机故障导致婴儿舱内的温度异常情况；当婴儿舱温度超过40℃时，能够切断加温电路。

⑤湿度控制模块：包括有源或无源加湿系统和湿度传感器。采用无源加湿系统的婴儿培养箱一般不配置湿度传感器，有时配置湿度传感器，用来检测湿度参数并显示。有源加湿系统则包括控制加水量的阀组，以及加热组件、水位开关和湿度传感器，通过湿度传感器来控制加湿量。

⑥氧浓度控制模块：包括氧气控制阀和氧浓度传感器（氧电池）。

3.婴儿培养箱的检测

（1）外观检查：检测设备外观有无损坏，表面是否干净整洁，控制按钮上的标示是否清楚。

（2）按键测试：各种按键或调节旋钮应能正常对设备相关参数进行设置。

（3）性能测试。

①温度偏差：控制温度分别设为32℃和36℃进行测量，在稳定温度状态下，计算显示温度平均值与平均培养箱温度之差，温度差不超过 ±0.8℃。

②温度平均值：培养箱床垫托盘为水平方向，控制温度分别设为32℃和36℃进行测量。计算B、C、D和E四点的每一点的平均温度与平均培养箱温度之差。最大值作为温度平均值。将婴儿培养箱内的床垫慢慢倾斜到两个倾斜角为极限值的位置。控制温度设为32℃进行测量。重复上述操作和计算，记录下床垫倾斜时婴儿培养箱的温度平均值。温度平均值偏差不超过 ±0.8℃，床垫倾斜时温度平均值不超过 ±1.0℃（温度测量点在平行且高出婴儿床垫表面10 cm的平面上进

行，共5个点。其中1个点应该高于床垫中心10 cm，而其他4个点则位于4个由对半切割长和宽的线组成的四个区域的中心位置）。

③温度波动值：控制温度分别设为32℃和36℃进行测量，温度波动度不超过±0.5℃。

④培养箱平均温度与控制温度之差：控制温度设为36℃进行测量，其差值不超过±1.5℃。

⑤氧分析器测量：利用独立的氧分析器对婴儿培养箱内的氧含量进行测量，当测量仪显示平稳后与培养箱显示氧浓度进行对比。比对结果不应大于设备要求±5%。

⑥婴儿舱内噪音测试：将培养箱温度控制在30℃～33℃，具备加湿功能的培养箱将相对湿度加湿至最大状态，将声级计的传声器放置在婴儿床垫中心离床垫表面上方10～15 cm处，测量婴儿舱内噪音。舱内测得背景噪音必须至少比试验时测得值低1 dB（A声级）。测量3次，取平均值。

（4）报警功能检测。

①婴儿培养箱应具有电源中断报警，当电源中断时报警器应发出相应的声光报警。在婴儿培养箱启动状态下，中断电源，报警器应发出相应的声光报警。

②婴儿培养箱应具有风机报警，当风机停转或者风道堵塞时，应自动切断加热器电源，同时发出相应的声光报警。将出风口与进风口分别用人为方式阻塞，培养箱应能发出相应的声光报警。

③婴儿培养箱应具有过热切断装置，该切断装置必须独立于所有恒温器。它必须能使婴儿培养箱实际温度上升到38℃时启动过热切断装置，并发出相应的声光报警，超温报警应是手动复位。对于控制温度可越过37℃并达到39℃的培养箱，应另外配备在培养箱温度为40℃时启动的第二过热切断装置。在此情况下，38℃的过热切断作用应能自动地或通过操作者的特别操作而停止。可使用电加热等设备对箱内或对超温监控传感器加热，当温度达到报警温度后，培养箱应发出相应的声光报警。对于控制温度可越过37℃并达到39℃的培养箱，38℃及40℃两个超温监控传感器均需要检查。

第四章　现代医疗检验技术的实践研究

随着社会的不断发展、医疗行业的不断进步，医学领域的技术也有了飞速的发展，随着医疗理念的创新，临床的医学检验技术也在不断发展。检验技术的主要目的就是采集患者的病例样本，然后化验患者样本中的细胞，并对微生物及抗体、抗原等相关指标进行化验分析，最后得出具体结论，从而为临床医疗的诊治提供有价值的参考和数据支持。本章重点围绕医学检验及其发展趋势、区域医疗检验的技术方案、微生物检验技术的实践教学、病毒感染免疫检验技术的运用实践、医疗器械检验机构技术培训体系构建展开论述。

第一节　医学检验及其发展趋势

一、医学检验的认知

医学检验（临床检验，Clinical Laboratory Technology）是将病人的血液、体液、分泌物、排泄物和脱落物等标本，通过目视观察、物理、化学、仪器或分子生物学方法检测，并强调对检验的全过程（分析前、分析中、分析后）采取严密质量管理措施，以确保检验质量；从而为临床、为病人提供有价值的实验资料。临床医师根据检验结果或数据，结合他所采集的详细完整病史，进行系统周密的体格检查，运用上述实验的资料，再利用在不同病因下选择的其他辅助检查（如X线、心电图、超声波、同位素、内窥镜等）所提供的结果，进行科学思维及逻辑性分析，为预防保健、疾病诊断、治疗、科研积累等提供客观依据，这就是诊断学。通过实验方法达到诊断目的，即为实验诊断。

近年来，随着基础医学、临床医学、生物工程学等发展，医学检验实现了"四化"，即全实验室自动化（Total Laboratory Automation，TLA）、试剂多样化、检查方法标准化、床边检查快速化，促使医学检验朝着高理论、高科技、高水平方向发展。目前，医学界将检验与诊断相结合，形成了检验医学（Laboratory Medicine）。

检验医学是一门以生物学、生物化学、病理学、微生物学、免疫学与分子生物学等多专业为基础，面向临床各科的多学科结合的应用学科。很多检验医学组织以临床病理（Clinical Pathology）命名，成立临床化学、临床微生物学研究所。除技术人员参加外，还有一定数量的化学、毒理、微生物及临床医师共同参与检验技术、质量管理、开发新项目、科研等工作。随着科学技术（如信息学、微机技术）的迅猛发展，各学科间的关系日趋紧密，学科之间相互交叉渗透，产生不少新的学科，如免疫血液学、免疫化学等，相信检验医学在今后必将进入快速发展的新时期。

二、医学检验的发展趋势

诊断是医师工作的首要任务之一，诊断（diagnosis）一词原来自希腊文，是辨认和判断的意思。医师通过询问病史，了解病情，体格检查发现体征以及实验室检查和各种先进的器械检查收集各种必要的资料和数据，在科学、辩证的基础上进行综合分析，以期得到尽可能符合疾病本质的结论，这就是一个诊断疾病的过程，这个过程无论对医师还是对患者都是十分重要的。早期正确的诊断能使患者得到及时有效的治疗，早日恢复健康。

现代医学中，实验室的检查在诊断工作中起着重要作用。往往提供重要的客观诊断依据，在一些疾病中甚至有决定性的意义。例如当败血症血培养阳性时，既明确了疾病的病原诊断，进一步的药敏试验又为患者的治疗提出明确的办法。在疾病预防中的作用尤为明显，这是因为疾病早期往往缺乏明显症状和体征，患者一般不加以注意，往往是通过实验室检查得到确诊，并接受及时的治疗，如子宫颈涂片检查有效地控制了子宫颈癌的发生，在我国普遍开展的甲胎蛋白检查有助于发现小肝癌，明显提高肝癌的生存率。由WHO推行的新生儿筛查工作，通过促甲状腺激素（TSH）和苯丙酮尿症的检查显著降低了甲状腺功能低下和苯丙酮尿症的发病。

正是由于实验室检查在诊断工作中的重要性，从诊断学中逐步独立出一个新的学科——实验诊断学（Laboratory Diagnostics）。实验诊断学是涉及各种专业学科的一门边缘学科，也是运用基础医学的理论和技术为临床医学服务的学科。它的基本任务是通过生物、微生物、血清、化学、生物物理、细胞或其他检验，以获取病原体的病理变化，脏器功能状态等资料，与其他检查相配合以确定患者的诊断。

由此可见，我们不仅要强调实验室检查在诊断学中的作用，还要充分考虑实验室在整个医疗活动中的重要性和地位。实际上实验室不仅在疾病诊断上有着重要的作用，患者治疗也有很多地方需要实验室的配合，有时甚至起着至关重要的作用，如治疗脆性糖尿病时，医师需依赖血糖定量检查结果来调整胰岛素用量：溶栓治疗时须不断监测血凝检查的结果以合理使用溶栓药物。同样在判断疾病预后、治疗疗效时，实验室检查常是较好的客观指标。

随着现代西方医学的发展，医师开始借助一些实验室检查对患者进行诊断，在此期间主要仪器是显微镜，除血液检查外还开展了对尿、粪、痰检查，逐步形成了以血、尿、便三大常规为主要检验项目的实验室。从十九世纪末开始，在用显微镜检查各种染色涂片中细菌的同时，还发展了各种细菌培养技术，这就构成现代医院实验室的雏形。由于技术比较简单，显微镜又是医师很熟悉的仪器，所以在当时医师不仅是实验室的领导，往往还直接参与实验室的实际操作。

另外，科学技术和现代医学发展，医院的实验室也得到了很大发展。首先是自动化仪器进入医院实验室。随之在血液、尿液以及细菌检查方面，各种各样的先进自动化仪器取代了以前的手工操作，提高了工作效率和质量。医院实验室从原来手工作坊式的工作模式，逐步发展成为有良好组织和工作条件的现代化实验室。在这种条件下，原先的人员素质明显适应不了这种发展，一些医师开始了专职从事医院实验室工作，从生物、生化、微生物等专业毕业的硕士、博士也陆续进入此领域。随着科学技术发展，生物化学、免疫学、遗传学、生物学、分析化学、生物物理学以及电子技术、计算机、仪器分析等学科和技术向医院实验室进行广泛的渗透，无论在基础理论上或者应用技术上，"医学检验"都有了广泛的发展。

第二节 区域医疗检验的技术方案

区域检验信息平台是一个集数据集成、双向转诊和区域样本送检的"综合数据中心"，其中最主要的是对区域样本送检的支持。区域样本送检是指在不同的医疗机构间进行样本送检处理。通常情况下，这些送检信息是由人工进行维护，效率低、错误多。除此之外，区域检验信息平台还可以对山东省范围内的各个医疗机构进行数据共享支持。

总体而言，区域检验信息平台主要由区域数据中心和院内集成平台构成。

一、区域医疗检验的技术方案分析

（一）数据中心

数据中心是区域检验信息平台的核心模块，主要提供医疗业务支持和数据集成服务。医疗业务主要由患者主索引、检验信息索引和检验信息系统共同构成，数据集成服务具有强大的数据集成功能，支持国际通用的HL7协议。

第一，患者主索引。患者主索引（EMPI）应用特有的算法和技术用于医疗保健行业患者基本信息索引的创建、搜索和维护，可以智能地协助医疗人员对患者有效地进行搜索。EMPI能够从各种不同的子系统中取得患者的信息并进行组织，形成同一患者的唯一标识编码，根据此编码能找到分布不同、地域不同、系统标准不统一的患者的所有医疗信息，同时可以消除重复的患者数据。

第二，检验信息索引。检验信息索引主要用于存储检验业务中的原数据，包括申请项目对照、申请项目类型对照、报告指标对照、医疗机构对照、医疗设备对照（检验仪器等）、样本容器对照、样本类型对照和危急值项目对照等，这些原始数据对照关系可以统一区域内各个医院机构在数据上的差异，这样才能保证区域系统的正常运行。

第三，数据集成平台。检验流程是医疗临床流程的一部分，检验信息化解决的问题也只是医疗信息化的一部分，因此检验信息化系统必然要和其他信息系统进行跨系统通信。检验信息系统有自己的特点，但终究也是信息系统，遵循信息系统发展演进的一般规律。对于医院或者一个医疗机构集团而言，IT是一种资产，这指的不光是硬件，更是软件应用程序中体现的逻辑功能，也是IT体现价值的地方。而医院内出现多个不同厂商、不同技术、不同年代的应用是必然的也是正当合理的（有些医疗机构和厂商希望一套系统解决所有问题，愿望很好但很难实现）。因此，检验信息系统需要具备强大的业务逻辑暴露和封装能力、接口能力及相应预置模板，以适应其他外部系统的集成需求，包括医嘱接收、状态更新、报告发送、质控跟踪等。

（二）院内集成平台

院内集成平台包含了消息引擎、接口引擎、服务总线、业务流程和规则引擎、数据转换、业务监控等模块，并配合高度的可配置能力。医疗行业平台还应具备HL7支持能力。

（三）样本物流管理

在区域样本送检的过程中，必不可少的是对样本的物流管理和样本信息的跟踪。样本物流管理涉及样本的传送与保存，样本传送可以以"点节式"进行，即下一级医疗机构将样本送到其直接上级机构，最终传递至检验中心。在区域项目实现初期，传递人可由上传机构指派，待区域样本送检规模扩大后，可交于专业物流公司处理，样本保存需要使用定制的"便携式恒温箱"保存。

样本信息跟踪将采用打印条形码方式，打印出的条形码作为样本的"身份证"为其进行标识。

二、区域医疗检验技术方案的实现场景

对于区域检验信息系统而言，它最主要的工作场景是开检验申请单和查询区域内检验报告。医疗机构在选择连接数据中心方式时，需要考虑自身规模和是否存在检验信息系统。对于二等甲级以下的医疗机构（如乡镇卫生所、社区医院等），建议通过"软件即服务"（SaaS）模式使用数据中心提供的服务；对于已有检验信息系统的医院，建议使用区域数据中心提供的院内集成平台来整合本地应用与数据中心服务。

第一，SaaS服务模式。使用SaaS服务模式能够规避传统方法的风险，并能带来以下好处：基层医疗单位不需要安装本地服务器系统和专网，IT投资低；每个独立的检验中心只需要和本中心的LIS系统做集成，不需要建设完整的IT基础设施；已存在的区域IT数据中心可以通过低成本扩容达到扩展业务的目的，通过检

验业务和增值服务实现高回报率；各单元做最擅长的工作，资源做到最优化，成本低，整体方案稳定、可靠。

第二，院内集成模式。院内集成模式也是一种使用平台服务的方式，在这种方式下，医疗机构内部无须做业务流程调整，最终用户也不会感觉到应用系统的变化。

第三节　微生物检验技术的实践教学

在微生物检验技术实践教学中，教师借助于多样化的教学内容，锻炼学生的观察能力和实际操作能力，培养其创新能力和创新精神。传统医学检验实践教学往往是在学生完成操作技术的学习后，按照规定流程进行的，这并不利于学生综合素养的提升。以下结合教学大纲，本着临床微生物实验室的实际工作要求，对微生物检验技术实践教学进行积极探索，从而取得了良好的教学效果。

一、微生物检验技术实践教学的问题

第一，学生学习兴趣较低。学生运用教材以及课堂教学，学习微生物检验技术的相关内容，从而提升学生的学习兴趣。微生物检验技术实践教学内容严谨，学生对微生物检验技术实践课程兴趣较低，在初次学习过程中会感到困难，从而导致部分学生存在偏科的情况。

第二，实验室设施不齐全。微生物检验技术实践课程是微生物学重要的教学内容，需要与理论课程进行结合。目前，微生物检验技术实践课程相关设备不充足，严重影响了实践课程的质量，无法确保实践课程的安全性。实验室还存在部分破旧、破损的设备和试验物品过期的情况，给微生物检验技术实践教学带来很大的教学难度。

第三，教师教学素养不高。微生物教师对于理论知识和实践操作技能的把握不足，加上并未重视自身教学素养的提升，导致学生微生物检验技术实践课堂教学质量下降。因此，教师应提高专业理论知识，加强自身综合素养提升。在微生物检验技术实践课堂中加强把握知识要点，积极引导学生，帮助学生对每一处知识点进行分析，加强学生的创新思维。

二、微生物检验技术实践教学的对策

第一，优化实践教学内容。要结合微生物检验实践课堂教学现状、教学大纲、临床实际及实验室的基本条件，对微生物检验实践课程内容做出相应的调整。首先，教师需要训练学生的基本技能，引导学生梳理无菌观念，掌握生物检验的基本实验顺序；其次，在学生完成理论知识的学习后，教师需要引导学生对临床常见的微生物种类进行试验训练，帮助学生将理论知识与实践进行联系，学生需要按照教师的要求和临床试验顺序对标本进行鉴定，让学生熟悉操作流程；最后，在学期末开展综合性实验时，教师要求学生按照自己设计的实践方案进行试验，学生通过试验结果得出结论，帮助学生将理论知识与实践联系在一起。

第二，培养应用技术人才。教师需要让学生全程参与实践课程，学生在教师的引导下，进行培养基、试剂的制作，由教师指导制作微生物标本，并准备检验仪器准备。学生需要对实验目的、要求、步骤、方式等进行了解，让学生进一步探索微生物实践课程，从而培养学生分析问题、思考问题、解决问题的能力。教师采用课前分组的方式，让学习小组对实验课程进行讨论，在实验完成后对实验操作及结果进行研讨，最后由一名代表对组内的实验情况进行汇报，再让教师对实验结果、实验所存在的问题以及改良方式进行评价，从而进行师生互动。

第三，强化生物安全教育。教师在实验过程中需要反复强调生物安全的重要性，使学生从"新型冠状病毒"公共卫生事件中了解到实验室生物污染问题，让学生认识到生物安全意识的重要性。教师也要管理好实验室，保证学生实验操作规范，避免病原微生物遭到扩散。因此，在微生物检验实践课堂中，教师要教授生物安全知识，其中包括高压灭火器的使用、工作台的整洁等，同时，还要对学生反复强调实验室的规则，严禁学生在实验室内吃东西、大声喧哗。学生在实验过程中临时出现意外，需要及时报告给教师，不能私自进行处理，实验器材不可以随意带出实验室。

第四，加强基本技能培养。基本技能是学生微生物检验实践课程的必备技能，由于学生受到课时的限制，无法在实验课程中完全掌握微生物的各项基本技能。因此，需要加大实验室的开放力度，教师也应多开设微生物检验实践课程，加强微生物检验实践课程与理论课程的联系。学生也可以在课余时间经教师允许后前往实验室配置培养基，进行细菌分离及染色等技术的训练，提升学生的实际操作能力。教师还需精简微生物检验实践课程的考试内容，帮助学生掌握更多的基本技能，减少验证试验，让学生尝试连续性、全面性并且具有设计性的实验内容。一些基本技能需要通过微生物检验实践操作以及临床测试进行训练，教师借助课程帮助学生掌握更多的基本技能，让学生深入地了解微生物检验实践课程，使学生渗透无菌意识。

第五，选择适宜检验标本。学生制备实验标本是培养实验兴趣的有效载体。常见的标本制作方式有两种：一是液体类标本，通常是在标本中添加适量的待测菌经由混匀制作而成；二是固体类标本，实验人员可以在增菌培养基内添加适量的待测菌，这两种标本制备方式都能够让学生顺利制作标本，学生也能够在实验过程中掌握标本、增菌培养基及分立培养基的制作，最后在教师的指导下写出整个实验过程的报告。

第六，注重校企合作。微生物技术广泛应用于现代饲料工业、发酵工业、农业、水产动物疾病防治和医学卫生等领域。因此，在不断推进校企合作工作时，需要与相关行业组建专业教学团队，结合现代教学技术，为微生物技术行业培养出更多高技能的应用型人才。在微生物检验技术实践教学中，企业与学校需要采用疾病预防与控制中心微生物科教学交替的教学模式，为学生提供更多的实践经验。在校企实训课程中，院校需要采用循序渐进的课堂教学方式，让学生能够快速适应由校内微生物检验实践课程转变为校外见习实训，采用分阶训练可以让学生在工作中将理论工作与实践课程进行有效融合。

综上所述，学生需要认识到微生物检验技术实践教学的重要性，微生物学教师也需重视检验技术实验课程，提升实验课程地位，借助于多元化教学手段，促使学生主动参与到微生物检验技术实践教学课堂中，提升学生的自主学习能力，培养学生独立分析、思考问题的能力，加强当代微生物实践课堂教学质量，通过校企合作加强与行业之间的联系，使学生的专业知识水平与技能操作能够得到行业内的认可。

第四节 病毒感染免疫检验技术的运用实践

下面以传统的病毒感染免疫检验技术与现代新型的病毒感染免疫检验技术为例，在临床检验工作中，针对病毒感染疾病患者，可以选择使用发光免疫实验、重组免疫实验以及胶体金技术等，确保检验结果的准确度及科学性。

病毒感染免疫检验技术是通过对宿主细胞内物质进行自身复制，从而叫作病毒；与此同时，"病毒也会感染体内具备免疫功能细胞，从而减少疫活性物质的表达，导致体内正常浓度降低，进一步引发病毒感染"①。

病毒感染免疫检验技术较多，以下主要探讨三种：第一，免疫荧光实验。使用免疫标记，已知抗体和具备荧光效应的元素相结合，抗原基于抗体结合期间，具备荧光效应；进一步基于显微镜条件下，观察荧光物质，并对抗原的种属进行鉴别。值得注意的是，由于荧光效应的原则具备和蛋白质类抗体相结合的功能，所以同样的方法可以对抗体进行检测。第二，血细胞凝集实验。当血细胞发生凝聚时，对于受到病毒感染的红细胞而言，凝聚反应指的是病毒表明抗原和红细胞表明抗体相结合产生的反应，其结果是血沉加快。此方法通常在病毒定量检测中使用。如果基于抗体存在的条件下，那么血沉会变慢，对病毒检查具备一定灵敏度。但是，在抗体医治病毒和红细胞结合的情况下，会出现抑制实验的现象。该检验方法适合在梅毒病毒感染中使用。第三，酶联免疫吸附实验。在对免疫反应的特异性与催化作用相结合的作用，对已知的抗原加以应用，或利用抗体的吸附能力，对酶于抗原抗体反应的平板上标记，进一步利用双抗夹心法及间接吸附实验的方法，对病毒进行检测及进行动物检测。

近期病毒感染免疫检验技术主要包括三个方面：第一，发光免疫实验。该实验技术是对发光化学物质和机体免疫结合，主要以光反应为依据，对待测物的组分及反应浓度进行检测的一种检验技术，具有无放射性的特点，且日益成熟，可以取代早期的免疫荧光实验检测技术和酶联免疫吸附实验检测技术。此外，发光免疫实验具备无毒害的优势，且耗时短，操作简单、安全可靠。第二，重组免疫实验。采取重组免疫实验检验技术，针对HCV及HIV检测效果理想，和酶联免疫吸附实验检测技术相比，重组免疫实验检测技术可以把不同抗原，采取横线式的

①陈晓晓.病毒感染免疫检验技术的应用[J].中国高新区，2017（24）：1.

方式，在硝酸与纤维素膜的横条相结合，置入反应盘之后，如果有底物显色反应出现，则表明待测血清中具备针对性的抗原成分。第三，胶体金技术。胶体金技术指的是标记胶体金在抗原抗体反应中的一种新型检验技术。

由此可见，相比于早期病毒感染免疫检验技术，近期病毒感染免疫检验技术操作更容易，耗时更短，灵敏度及特异性更高，危险系数更低。

临床诊断病毒感染者，会使用免疫检验的方法进行检验诊断，但是涉及的免疫检验方法较多。随着社会的进步和医学技术的发展，现代化的病毒感染免疫检验技术和早期的一些传统病毒感染免疫检验技术相比，具有显著的优势。例如，发光免疫实验、重组免疫实验和胶体金技术，与传统的免疫荧光实验、血细胞凝集实验及酶联免疫吸附试验相比，便具备多方面的优势，如操作更简单、耗时更短、灵敏度及特异性更高，危险系数更低、安全性更高。

综上所述，在临床检验工作中，针对病毒感染疾病患者，可以选择使用发光免疫实验、重组免疫实验和胶体金技术，以确保检验结果的准确性。

第五节　医疗器械检验机构技术培训体系构建

检验机构是以技术为支撑，为社会提供公正、科学、准确、合法数据的机构。实验室技术能力及检验人员技术水平的高低，会对检验机构的职能作用产生直接影响。对于检验机构而言，技术培训是保证检验工作质量的基础，也是解决各类技术问题的有效途径之一。同时，对人员进行技术培训也是实验室资质管理部门对医疗器械检验机构的基本要求。《检验检测机构资质认定能力评价-检验检测机构通用要求》（RB/T　214-2017）、《检测和校准实验室能力认可准则》（CNAS-CL01：2018）均对检验机构人员培训做出了明确规定。而由于医疗器械检验涉及化学、微生物、电气、软件、电磁兼容等众多专业领域，因此，认可准则在各领域的应用说明也对人员培训做出了特殊要求，同时也增加了医疗器械检验机构开展技术培训工作的难度。

培训体系是一种基础工作，同时也是一种"整体培训方案"，是根据组织单位的自身工作性质、发展战略及个人能力和潜力来设置整体的培训方案。以下主要从四个方面来阐述医疗器械检验机构技术培训体系的构建：

一、完善医疗器械检验机构技术培训的制度和规范

要构建技术培训体系，首先应不断完善培训制度和规范，同时完善如素质模型、职业生涯规划、基于组织战略发展目标的人才培养规划等基础制度。"通过组织各种激励机制，使受训者的培训转化率（包括通过培训得到的加薪、晋升等外在奖励，以及提升同事认可度和自身成就感等内在奖励）得以最大化"①。对于培训讲师也应有相应的奖励制度，这样可以更全面地强化激励机制。

二、全方位分析医疗器械检验机构技术的培训需求

医疗器械检验机构技术的培训需求分析由三大层次构成：个体需求分析、组织需求分析、战略分析。

第一，个体需求分析。个体需求分析可从多个维度进行需求调查，包括受训员工的实际现状和理想状态、受训员工的工作感受和期望、导致绩效问题产生的原因和解决问题的方法。通过实际现状和理想状况的比较及员工对工作所需技术要求的感受和对工作的期望，以此来判断员工与工作的相关性。导致绩效问题主要有四方面的因素：①周边环境（人事、政策和技术工具）的影响；②上层给予的激励是否合理；③员工掌握的知识技能能否胜任工作；④员工对工作的态度。绩效问题的产生原因是整个培训需求的关键评估。此外，由于员工掌握问题的解决方法和信息都很有限，所以他们更依赖于通过培训讲师的方案信息来处理、解决问题，这些额外的信息，将有助于准确地确定培训需求。

第二，组织需求分析。对于医疗器械检验机构而言，应先考虑《检验检测机构资质认定能力评价-检验检测机构通用要求》《检测和校准实验室能力认可准则》等文件对培训的要求，同时结合医疗器械检验的特点，参考认可准则在医疗器械、微生物、化学、电气、电磁兼容、软件等检测领域的应用说明对培训的要求。除了实验室资质管理部门对组织的要求外，更重要的是从组织核心技术能力和核心运作能力方面进行培训需求分析。同时培训活动应具有前瞻性，既能满足组织当前所需的知识和技能，又要着眼组织未来的发展，使培训

①黄燕虹，吴静标，潘晓芳，等.浅谈医疗器械检验机构技术培训体系构建[J].中国医疗器械信息，2021，27（7）：3.

发挥真正的价值。

第三，战略分析。战略分析包括组织胜任力分析和组织战略目标与生存环境分析。

三、执行医疗器械检验机构技术培训的系统化实施

培训的系统化实施是保证培训成效的关键，也是关键的执行部分。培训的系统化实施主要包括培训课程体系的规划设计和培训课程的制定。

培训课程体系的规划设计包含按层次和按性质两种维度设计。根据员工的工作状态，可以将层次维度设计为：①在培人员，目的是使即将上岗的员工具备基本的知识、素质和技能，能够独立完成任务；②在岗人员，目的是不断提高在职人员的知识、技术，并最终提升其创新的能力；③岗位变更人员，目的是在工作变更后能够适应新岗位对基本知识、素质和技能等方面的要求；按性质维度是根据前期组织和个人层次的需求分析，在个人和组织两个维度分别确定培训课程。

培训课程的制定，可从员工在实际工作中的各种困难和问题出发，通过调研、咨询的方式收集培训需求，结合组织的特点，进行针对性和个性化的课程设计，以解决组织的发展问题。

四、评估医疗器械检验机构技术培训的效果

评估医疗器械检验机构技术培训的效果主要包括四个方面：第一，反应层——受训者的满意程度（培训内容、讲师、环境等）；第二，学习层——受训者在接受培训后，在知识、技能、素质等方面的提高和进步；第三，行为层——受训者接受培训后，在实际工作中的行为变化以及工作效率的提升；第四，效果层——组织的整体业绩因参训者个人能力的增强而得到提升。该四层次评估模型理论是目前较常用的评估手段。

另外，得出评估结果后，需要及时在组织内部进行传递和沟通，使培训体系成为一个闭环体系。因此，评估结果信息应有效传递给以下人员：①受训者本人，以便在工作中进一步学习和改进；②受训者的直接领导；③培训分管领导，可取消效果较差的培训项目，以使检验机构的培训资源得到最大化利用；④组织的管理层，使其进一步的决策有据可依，以提高管理层决策的准确性。

结束语

　　本书详细分析了医疗设备的管理和药学检验技术等内容，撰写既简明扼要，又有一定的理论高度，以普及为主，兼顾提高，是开展医学设备质量控制和药品检验的工具书。本书内容针对性较强且设计广泛，可供医学影像、临床医学、生物医学工程专业等设计医疗设备与检验技术的学生和在职人员等参考使用。

参考文献

一、著作类

[1] 丁勇.医疗器械监督管理[M].北京：人民卫生出版社，2011.

[2] 国家卫生计生委医院管理研究所.中国临床工程发展研究报告[M].湖北：湖北科学技术出版社，2015.

[3] 李文源，吴汉森，陈宏文.医疗设备管理理论与实践[M].北京：北京大学医学出版社，2017.

[4] 祁建伟.医疗设备管理与技术规范[M].杭州：浙江大学出版社，2018.

[5] 汤黎明，陈锐华.医院医学工程科工作管理规范[M].南京：南京大学出版社，2008.

[6] 严红剑.有源医疗器械检测技术[M].北京：科学出版社，2007.

[7] 袁丹江，医院医疗设备管理实务[M].北京：人民卫生出版社，2011.

[8] 张锦.医疗器械管理手册[M].北京：人民卫生出版社，2009.

[9] 张鹭鹭.医院管理学[M].北京：人民卫生出版社，2014.

[10] 赵自林.医院管理学.医学装备管理分册[M].2版.北京：人民卫生出版社，2011.

二、期刊类

[1] 程运福，张光玉，鲁雯.医疗电子设备前置电路仿真与应用[J].中国医疗设备，2008（9）：39.

[2] 关毅，于开汉.医疗设备管理信息系统设计与应用[J].中华医院管理杂志，2019（z2）：37–38.

[3] 胡秀枋，邹任玲，喻洪流.浅谈模拟手术室医疗仪器实践教学思路和方法[J].

中国新技术新产品，2011（1）：236.

[4] 黄燕虹，吴静标，潘晓芳，等.浅谈医疗器械检验机构技术培训体系构建[J].中国医疗器械信息，2021，27（7）：3.

[5] 蒋红卫，耿利亚，张春霞，张曙光.试论医疗设备管理的组织结构原则[J].华南国防医学杂志，2005（6）：53.

[6] 匡宝平，苗丽华，李玉生，等.简易医疗仪器在医学电子学实验教学中的应用[J].实验室科学，2012，15（2）：176-178.

[7] 李惠娟，陈仲木.生物医学工程专业特色人才培养模式的探索与实践[J].科教文汇（中旬刊），2020（5）：57.

[8] 李佳，吴建林.病毒性皮肤病的中医药治疗[J].现代中医临床，2017，24（4）：53.

[9] 廖湘庆，杨雪梅，张进.基于物联网技术的医疗设备管理[J].中国医院管理，2014，34（9）：55-56.

[10] 刘海涛，王思杰.医疗设备管理缺失中存在的安全隐患分析[J].现代预防医学，2012，39（14）：3563-3564.

[11] 刘华绪，葛华勇，张福仁.反射式共聚焦激光扫描显微镜的原理[J].中国麻风皮肤病杂志，2010，26（12）：860-862.

[12] 刘莉，王存亭，石冰清.基于三维管理模式的医疗设备管理对医院整体护理质量的影响[J].护士进修杂志，2019，34（5）：451-453.

[13] 刘颖辉.论数字化影像医疗设备管理与维护[J].科技通报，2013，29（2）：118-120.

[14] 陆明旸，张岭，王茵.高尿酸血症的发病机制以及黄酮类膳食对其干预作用[J].中国预防医学杂志，2012，13（8）：632-634.

[15] 聂廷芬.皮肤镜及共聚焦显微镜在儿童常见皮肤病的应用进展[J].中国医疗器械信息，2021，27（9）：59-61.

[16] 秦鑫，龙云玲.虚拟仪器技术在医疗仪器教学中的应用[J].中国现代教育装备，2011（17）：20-22.

[17] 任惠娟，胡桂芝.儿童皮肤病的治疗进展[J].中国社区医师（医学专业），2011，13（36）：9.

[18] 申林强，邓鑫杰，章淑薇，等.高尿酸血症和痛风的发病机制及中医药干预

作用[J].中国民间疗法，2021，29（15）：123.

[19] 申卫.医疗设备管理中存在的问题和对策[J].实验技术与管理，2013，30（6）：220-222.

[20] 王蕾，许爱娥.Riehl黑变病激光共聚焦扫描显微镜和皮肤镜成像特征分析[J].中华皮肤科杂志，2014，47（6）：429-430.

[21] 王晓非，沈宏图，王丽红.现代中药检验技术应用进展[J].中国管理信息化，2016，19（3）：143.

[22] 王秀宏.网络技术在临床检验中的应用[J].白求恩军医学院学报，2010，8（5）：379-380.

[23] 席鹏，刘宇嘉，姚志荣，等.用于皮肤影像诊断的光学成像方法[J].中国激光，2011，38（2）：12.

[24] 肖佳，郭爱元，黄健，等.反射式共聚焦激光扫描显微镜在皮肤科的应用[J].中国麻风皮肤病杂志，2016，32（9）：567-569.

[25] 谢丽玲，贺盼攀，秦献辉，等.高尿酸血症治疗的研究进展[J].生物医学转化，2021，2（4）：34-40.

[26] 杨莹.电子医疗设备信号交流干扰措施[J].数字技术与应用，2022，40（4）：95-97.

[27] 尤艳，刘厚广，李琛，等.皮肤镜诊断皮肤病的作用[J].中华皮肤科杂志，2006（6）：367.

[28] 张迪，刘俊娇，刘越泽.医疗设备管理能力评价体系的构建及信效度分析[J].护理研究，2021，35（8）：1499-1501.

[29] 朱宜彬.反射式共聚焦激光扫描显微镜在皮肤科的应用研究[J].名医，2018（9）：136.